Zdravo srce

Recepti z Nizko Vsebnostjo Natrija za Dolgo in Srečno Življenje

Ana Petrović

Kazalo

Omleta s papriko 12

peteršiljeva fritaja 13

Pečena jajca in artičoke 14

Fižolova in jajčna enolončnica 15

Sirna mešanica s kurkumo 16

Hash browns in zelenjava 17

Rižota z drobnjakom in slanino 19

Kvinoja s cimetom, pistacija 20

Mešanica češnjevega jogurta 21

Obrezek in kokosova mešanica 22

jabolčni jogurt 23

Sklede z jagodno ovseno kašo 24

Mešanica javorja breskve 25

Riž s cimetom in datlji 26

Jogurt iz fige, hruške in granatnega jabolka 27

Kaša z muškatnim oreščkom in jagodami 28

Kremni riž in jagode 29

Riž z vanilijo in kokosom 30

Kokosov riž in češnje 31

Ingverjeva riževa mešanica 32

Čilijeva enolončnica 33

Riževe sklede z gobami 34

Paradižnikova in špinačna jajca 35

sezamova omleta 36

Ovseni kosmiči iz bučk 37

Posoda z mandlji in kokosom 38

Topla čičerikina solata 39

Kakav in prosen puding 40

chia puding 41

tapiokin puding 42

cheddar hash 43

Grahova solata 44

Mešanica kvinoje in čičerike 45

Solata iz oliv in paprike 46

Mešanica zelenega fižola in jajc 47

Korenčkova in jajčna solata 48

kremaste jagode 49

Mleta govedina in paradižnikova enolončnica 50

Solata s kozicami in avokadom 51

Krema iz brokolija 52

Ohrovtova juha 53

Juha iz zelene in cvetače 54

Porova juha in svinjina 55

Metina solata s kozicami in brokolijem 56

Juha s kozicami in polenovko 58

Mešanica kozic in zelene čebule 59

špinačno enolončnico 60

curry mešanica cvetače 62

Enolončnica iz korenčka in bučk 63

Enolončnica iz zelja in stročjega fižola 64

Gobova čili juha 65

svinjina s čilijem 66

Gobova solata s papriko in lososom 67

Mešanica čičerike in krompirja 69

Piščančja mešanica s kardamomom 71

Čili iz leče 72

Rožmarin endivija 73

limonina divja 74

Šparglji s pestom 75

Korenje s papriko 76

Kremna krompirjeva enolončnica 77

sezamovo zelje 78

Brokoli s koriandrom 79

Brstični ohrovt s čilijem 80

Mešanica brstičnega ohrovta in zelene čebule 81

Pretlačena cvetača 82

Avokadova solata 83

redkvica solata 84

Solata endivija z limono 85

Mešanica oliv in koruze 86

Solata iz rukole in pinjol 87

mandlji in špinača 88

Solata iz stročjega fižola in koruze 89

Solata z endivijo in ohrovtom 90

edamame solata 91

Solata iz grozdja in avokada 92

Mešanica jajčevcev z origanom 93

Mešanica pečenih paradižnikov 94

timijanove gobe	95
Dušena špinača in koruza	96
Pražena koruza in čebula	97
solata iz špinače in manga	98
gorčični krompir	99
Kokosov brstični ohrovt	100
žajbelj korenje	101
Gobe s česnom in koruzo	102
Stročji fižol s pestom	103
pehtranov paradižnik	104
mandljeva rdeča pesa	105
Mint paradižnik in koruza	106
Omaka iz bučk in avokada	107
Mešanica jabolk in zelja	108
pečena pesa	109
koper zelje	110
Solata iz zelja in korenja	111
Paradižnikova omaka in olive	112
Solata iz bučk	113
Curry korenčkova solata	114
solato in solato iz rdeče pese	115
redkev z zelišči	116
Mešanica pečenega koromača	117
pečena paprika	118
Praženi datlji in zelje	119
Mešanica oliv in endivije	121
paradižnikova in kumarična solata	122

Solata s papriko in korenčkom 123

Mešanica črnega fižola in riža 124

Mešanica cvetačnega riža 125

kumarična omaka 126

čičerikina pomaka 127

oljčni dip 128

Kokosova čebulna pomaka 129

Pinjole in kokosova pomaka 130

Omaka iz rukole in kumar 131

sirna pomaka 132

Jogurtov pomak s papriko 133

cvetačna omaka 134

Krema za kozice 135

breskova omaka 136

korenčkov čips 137

špargljev grižljaj 138

Skledice iz pečenih fig 139

Omaka iz zelja in kozic 140

čolni iz avokada 141

limonin dip 142

pomak iz sladkega krompirja 143

fižolova omaka 144

Salsa iz stročjega fižola 145

Korenčkova krema 146

Kečap 147

lososove sklede 148

Paradižnikova in koruzna omaka 149

Pečene gobe 150

Fižolov namaz 151

Omaka iz koriandra in koromača 152

Grižljaj brstičnega ohrovta 153

Balzamični grižljaji orehov 154

čips iz redkvice 155

Solata iz pora in kozic 156

porova pomaka 157

Solata s papriko 158

avokadova krema 159

koruzna omaka 160

fižolovke 161

Mešanica bučnih semen in jabolčnega čipsa 162

Paradižnikova in jogurtova pomaka 163

Sklede za kajensko peso 164

Sklede z orehi in orehi 165

Mafini z lososom in peteršiljem 166

žogice za squash 167

Sklede s čebulo iz bisernega sira 168

stebla brokolija 169

Ananasova in paradižnikova omaka 170

Mešanica purana in artičok 171

Mešanica puranskega origana 172

oranžni piščanec 173

Česnov puran in gobe 174

solata iz postrvi 176

Balzamična postrv 177

losos s peteršiljem	178
Solata iz postrvi in zelenjave	179
žafran losos	180
Solata s kozicami in lubenico	181
Solata s kozicami in kvinojo z origanom	182
solata iz rakov	183
Balzamične pokrovače	184
Kremna mešanica za piling	185
Začinjena mešanica lososa in manga	186
Mešanica za kozice iz kopra	187
Lososova pašteta	188
Kozice z artičokami	189
Kozice z limonino omako	190
Tuna in mešanica pomaranč	191
lososov curry	192
Mešanica lososa in korenja	193
Mešanica kozic in pinjol	194
Čili polenovka in stročji fižol	195
Česnove školjke	197
Kremna mešanica brancina	198
Mešanica brancina in gob	199
lososova juha	200
Kozica z muškatnim oreščkom	201
Mešanica kozic in jagodičevja	202
Pečena limonina postrv	203
školjke drobnjak	204
tunine mesne kroglice	205

ponev za lososa 206

Mešanica trske z gorčico 207

Mešanica kozic in špargljev 208

Trska in grah 209

Sklede za kozice in školjke 210

metina krema 211

malinov puding 212

mandljeve ploščice 213

Mešanica za pečene breskve 214

Pecan pita 215

jabolčna pita 216

cimetova krema 217

kremasto jagodno mešanico 218

Vanilijevi orehovi piškoti 219

kakavov puding 221

Krema iz muškatnega oreščka in vanilije 222

avokadova krema 223

Omleta s papriko

Čas priprave: 10 minut.
Čas priprave: 15 minut.
Porcije: 4

Sestavine:
- 4 stepena jajca
- Ščepec črnega popra
- ¼ skodelice slanine z nizko vsebnostjo natrija, sesekljane
- 1 žlica olivnega olja
- 1 skodelica sesekljane rdeče paprike
- 4 sesekljane mlade čebule
- ¾ skodelice sira z nizko vsebnostjo maščob, naribanega

Naslovi:
1. Na zmernem ognju segrejemo ponev z oljem, dodamo mlado čebulo in papriko, premešamo in pražimo 5 minut.
2. Dodamo jajca in preostale sestavine, premešamo, razporedimo po ponvi, kuhamo 5 minut, obrnemo, kuhamo še 5 minut, razporedimo po krožnikih in postrežemo.

Prehrana: kalorije 288, maščobe 18, vlaknine 0,8, ogljikovi hidrati 4, beljakovine 13,4

peteršiljeva fritaja

Čas priprave: 10 minut.
Čas priprave: 20 minut.
Porcije: 4

Sestavine:
- Ščepec črnega popra
- 4 stepena jajca
- 2 žlici sesekljanega peteršilja
- 1 žlica sira z nizko vsebnostjo maščob, nariban
- 1 rdeča čebula, sesekljana
- 1 žlica olivnega olja

Naslovi:
1. Na srednjem ognju segrejte ponev z oljem, dodajte čebulo in črni poper, premešajte in pražite 5 minut.
2. Dodamo jajca, pomešana z ostalimi sestavinami, razporedimo po ponev, postavimo v pečico in pečemo pri 360 stopinjah F 15 minut.
3. Fritato razdelimo na krožnike in postrežemo.

Prehrana: kalorij 112, maščobe 8,5, vlaknine 0,7, ogljikovi hidrati 3,1, beljakovine 6,3

Pečena jajca in artičoke

Čas priprave: 5 minut.
Čas priprave: 20 minut.
Porcije: 4

Sestavine:
- 4 jajca
- 4 rezine nemastnega sira cheddar, nariban
- 1 rumena čebula, sesekljana
- 1 žlica avokadovega olja
- 1 žlica sesekljanega koriandra
- 1 skodelica nesoljenih artičok v pločevinkah, odcejenih in sesekljanih

Naslovi:
1. 4 modelčke namastimo z oljem, v vsakega razdelimo čebulo, v vsak modelček razbijemo jajce, dodamo artičoke in obložimo s koriandrom in cheddar sirom.
2. Pekače postavite v pečico in pecite pri 380 stopinjah F 20 minut.
3. Za zajtrk postrezite pečena jajca.

Prehrana: kalorije 178, maščobe 10,9, vlaknine 2,9, ogljikovi hidrati 8,4, beljakovine 14,2

Fižolova in jajčna enolončnica

Čas priprave: 10 minut.
Čas priprave: 30 minut.
Porcije: 8

Sestavine:
- 8 jajc, pretepenih
- 2 rdeči čebuli, sesekljani
- 1 rdeča paprika, sesekljana
- 4 unče črnega fižola v pločevinkah, brez dodane soli, odcejene in oprane
- ½ skodelice zelene čebule, sesekljane
- 1 skodelica nemastnega sira mozzarella, naribanega
- sprej za kuhanje

Naslovi:
1. Pekač namastite s pršilom za kuhanje in vanj razporedite črni fižol, čebulo, čebulo in papriko.
2. Dodajte jajca, pomešana s sirom, postavite v pečico in pecite pri 380 stopinjah F 30 minut.
3. Mešanico razporedimo po krožnikih in postrežemo za zajtrk.

Prehrana: kalorije 140, maščobe 4,7, vlaknine 3,4, ogljikovi hidrati 13,6, beljakovine 11,2

Sirna mešanica s kurkumo

Čas priprave: 10 minut.
Čas priprave: 15 minut.
Porcije: 4

Sestavine:
- 3 žlice posnete mocarele, naribane
- Ščepec črnega popra
- 4 stepena jajca
- 1 rdeča paprika, sesekljana
- 1 žlička kurkume v prahu
- 1 žlica olivnega olja
- 2 sesekljani šalotki

Naslovi:
1. Na zmernem ognju segrejemo ponev z oljem, dodamo šalotko in papriko, premešamo in pražimo 5 minut.
2. Dodamo jajca, pomešana z ostalimi sestavinami, premešamo, kuhamo 10 minut, vse skupaj razdelimo na krožnike in postrežemo.

Prehrana: kalorij 138, maščobe 8, vlaknine 1,3, ogljikovi hidrati 4,6, beljakovine 12

Hash browns in zelenjava

Čas priprave: 10 minut.
Čas priprave: 20 minut.
Porcije: 4

Sestavine:
- 1 žlica olivnega olja
- 4 stepena jajca
- 1 skodelica hash browns
- ½ skodelice naribanega sira cheddar z nizko vsebnostjo maščob
- 1 majhna rumena čebula, sesekljana
- Ščepec črnega popra
- ½ zelene paprike, sesekljane
- ½ rdeče paprike, sesekljane
- 1 sesekljan korenček
- 1 žlica sesekljanega koriandra

Naslovi:
1. Ponev z oljem segrejemo na srednje močnem ognju, dodamo čebulo in krokete ter pražimo 5 minut.
2. Dodamo papriko in korenje, premešamo in kuhamo še 5 minut.
3. Dodamo jajce, črni poper in sir, premešamo in kuhamo še 10 minut.
4. Dodamo koriander, premešamo, pokuhamo še nekaj sekund, vse skupaj razdelimo na krožnike in postrežemo za zajtrk.

Prehrana: kalorije 277, maščobe 17,5, vlaknine 2,7, ogljikovi hidrati 19,9, beljakovine 11

Rižota z drobnjakom in slanino

Čas priprave: 10 minut.
Čas priprave: 25 minut.
Porcije: 4

Sestavine:
- 3 rezine slanine z nizko vsebnostjo natrija, sesekljane
- 1 žlica avokadovega olja
- 1 skodelica belega riža
- 1 rdeča čebula, sesekljana
- 2 skodelici piščančje juhe z nizko vsebnostjo natrija
- 2 žlici naribanega manj mastnega parmezana
- 1 žlica sesekljanega drobnjaka
- Ščepec črnega popra

Naslovi:
1. Ponev z oljem segrejemo na srednje močnem ognju, dodamo čebulo in slanino, premešamo in pražimo 5 minut.
2. Dodamo riž in ostale sestavine, premešamo, zavremo in na srednjem ognju kuhamo 20 minut.
3. Zmes premešamo, razdelimo v skledice in postrežemo za zajtrk.

Prehrana: kalorij 271, maščobe 7,2, vlaknine 1,4, ogljikovi hidrati 40, beljakovine 9,9

Kvinoja s cimetom, pistacija

Čas priprave: 5 minut.
Čas priprave: 10 minut.
Porcije: 4

Sestavine:
- 1 in pol skodelice vode
- 1 žlička mletega cimeta
- 1 in ½ skodelice kvinoje
- 1 skodelica mandljevega mleka
- 1 žlica kokosovega sladkorja
- ¼ skodelice sesekljanih pistacij

Naslovi:
1. V ponev damo vodo in mandljevo mleko, na zmernem ognju zavremo, dodamo kvinojo in ostale sestavine, premešamo, kuhamo 10 minut, razdelimo v posodice, ohladimo in postrežemo za zajtrk.

Prehrana: kalorije 222, maščobe 16,7, vlaknine 2,5, ogljikovi hidrati 16,3, beljakovine 3,9

Mešanica češnjevega jogurta

Čas priprave: 10 minut.
Čas priprave: 0 minut.
Porcije: 4

Sestavine:
- 4 skodelice jogurta brez maščobe
- 1 skodelica češenj, izkoščičenih in razpolovljenih
- 4 žlice kokosovega sladkorja
- ½ žličke vanilijevega ekstrakta

Naslovi:
1. V skledi zmešajte jogurt z višnjami, sladkorjem in vanilijo, premešajte in postavite v hladilnik za 10 minut.
2. Razdelite v sklede in postrezite zajtrk.

Prehrana: kalorije 145, maščobe 0, vlaknine 0,1, ogljikovi hidrati 29, beljakovine 2,3

Obrezek in kokosova mešanica

Čas priprave: 10 minut.
Čas priprave: 15 minut.
Porcije: 4

Sestavine:
- 4 slive izkoščičite in prerežite na pol
- 3 žlice stopljenega kokosovega olja
- ½ čajne žličke mletega cimeta
- 1 skodelica kokosove smetane
- ¼ skodelice nesladkanega kokosa, nastrganega
- 2 žlici praženih sončničnih semen

Naslovi:
1. Slive zmešajte z oljem, cimetom in preostalimi sestavinami v pekaču, postavite v pečico in pecite pri 380 stopinjah F 15 minut.
2. Vse skupaj razdelimo v skledice in postrežemo.

Prehrana: kalorije 282, maščobe 27,1, vlaknine 2,8, ogljikovi hidrati 12,4, beljakovine 2,3

jabolčni jogurt

Čas priprave: 10 minut.
Čas priprave: 0 minut.
Porcije: 4

Sestavine:
- 6 jabolk brez peščic in pireja
- 1 skodelica naravnega jabolčnega soka
- 2 žlici kokosovega sladkorja
- 2 skodelici jogurta brez maščobe
- 1 žlička mletega cimeta

Naslovi:
1. Jabolka združite z jabolčnim sokom in preostalimi sestavinami v skledi, premešajte, razdelite v sklede in ohladite 10 minut, preden postrežete.

Prehrana: kalorije 289, maščobe 0,6, vlaknine 8,7, ogljikovi hidrati 68,5, beljakovine 3,9

Sklede z jagodno ovseno kašo

Čas priprave: 10 minut.
Čas priprave: 20 minut.
Porcije: 4

Sestavine:
- 1 in ½ dl ovsenih kosmičev brez glutena
- 2 in ¼ skodelice mandljevega mleka
- ½ žličke vanilijevega ekstrakta
- 2 skodelici narezanih jagod
- 2 žlici kokosovega sladkorja

Naslovi:
1. V ponev damo mleko, na zmernem ognju zavremo, dodamo kosmiče in ostale sestavine, premešamo, kuhamo 20 minut, razdelimo v posodice in postrežemo za zajtrk.

Prehrana: kalorije 216, maščobe 1,5, vlaknine 3,4, ogljikovi hidrati 39,5, beljakovine 10,4

Mešanica javorja breskve

Čas priprave: 10 minut.
Čas priprave: 15 minut.
Porcije: 4

Sestavine:
- 4 breskve, očiščene in narezane na kocke
- ¼ skodelice javorjevega sirupa
- ¼ čajne žličke mandljevega izvlečka
- ½ skodelice mandljevega mleka

Naslovi:
1. V ponev damo mandljevo mleko, na srednjem ognju zavremo, dodamo breskve in ostale sestavine, premešamo, kuhamo 15 minut, razdelimo v posodice in postrežemo za zajtrk.

Prehrana: kalorije 180, maščobe 7,6, vlaknine 3, ogljikovi hidrati 28,9, beljakovine 2,1

Riž s cimetom in datlji

Čas priprave: 10 minut.
Čas priprave: 20 minut.
Porcije: 4

Sestavine:
- 1 skodelica belega riža
- 2 skodelici mandljevega mleka
- 4 datlji, narezani
- 2 žlici mletega cimeta
- 2 žlici kokosovega sladkorja

Naslovi:
1. V ponvi zmešajte riž z mlekom in ostalimi sestavinami, zavrite in na zmernem ognju kuhajte 20 minut.
2. Mešanico še enkrat premešamo, razdelimo v skledice in postrežemo za zajtrk.

Prehrana: kalorije 516, maščobe 29, vlaknine 3,9, ogljikovi hidrati 59,4, beljakovine 6,8

Jogurt iz fige, hruške in granatnega jabolka

Čas priprave: 10 minut.
Čas priprave: 0 minut.
Porcije: 4

Sestavine:
- 1 skodelica fig, prerezana na pol
- 1 hruška, očiščena in narezana na kocke
- ½ skodelice semen granatnega jabolka
- ½ skodelice kokosovega sladkorja
- 2 skodelici jogurta brez maščobe

Naslovi:
1. V skledi združimo fige z jogurtom in ostalimi sestavinami, premešamo, razdelimo v posodice in postrežemo za zajtrk.

Prehrana: kalorije 223, maščobe 0,5, vlaknine 6,1, ogljikovi hidrati 52, beljakovine 4,5

Kaša z muškatnim oreščkom in jagodami

Čas priprave: 10 minut.
Čas priprave: 20 minut.
Porcije: 4

Sestavine:
- 4 skodelice kokosovega mleka
- 1 skodelica koruznega zdroba
- 1 žlička vanilijevega ekstrakta
- 1 skodelica jagod, prerezanih na pol
- ½ žličke mletega muškatnega oreščka

Naslovi:
1. V ponev damo mleko, na srednjem ognju zavremo, dodamo koruzni zdrob in ostale sestavine, premešamo, kuhamo 20 minut in odstavimo z ognja.
2. Kašo razdelimo na krožnike in postrežemo za zajtrk.

Prehrana: kalorije 678, maščobe 58,5, vlaknine 8,3, ogljikovi hidrati 39,8, beljakovine 8,2

Kremni riž in jagode

Čas priprave: 10 minut.
Čas priprave: 20 minut.
Porcije: 4

Sestavine:
- 1 skodelica rjavega riža
- 2 skodelici kokosovega mleka
- 1 žlica mletega cimeta
- 1 skodelica robid
- ½ skodelice nesladkane kokosove smetane

Naslovi:
1. V ponev damo mleko, na zmernem ognju zavremo, dodamo riž in ostale sestavine, kuhamo 20 minut in razdelimo v posodice.
2. Postrezite vroče za zajtrk.

Prehrana: kalorije 469, maščobe 30,1, vlaknine 6,5, ogljikovi hidrati 47,4, beljakovine 7

Riž z vanilijo in kokosom

Čas priprave: 10 minut.
Čas priprave: 20 minut.
Porcije: 6

Sestavine:
- 2 skodelici kokosovega mleka
- 1 skodelica basmati riža
- 2 žlici kokosovega sladkorja
- ¾ skodelice kokosove smetane
- 1 žlička vanilijevega ekstrakta

Naslovi:
1. V kozici zmešajte mleko z rižem in ostalimi sestavinami, premešajte, zavrite in na zmernem ognju kuhajte 20 minut.
2. Mešanico še enkrat premešamo, razdelimo v skledice in postrežemo za zajtrk.

Prehrana: kalorije 462, maščobe 25,3, vlaknine 2,2, ogljikovi hidrati 55,2, beljakovine 4,8

Kokosov riž in češnje

Čas priprave: 10 minut.
Čas priprave: 25 minut.
Porcije: 4

Sestavine:
- 1 žlica naribanega kokosa
- 2 žlici kokosovega sladkorja
- 1 skodelica belega riža
- 2 skodelici kokosovega mleka
- ½ žličke vanilijevega ekstrakta
- ¼ skodelice češenj, izkoščičenih in razpolovljenih
- sprej za kuhanje

Naslovi:
1. V ponev damo mleko, dodamo sladkor in kokos, premešamo in pustimo vreti na srednjem ognju.
2. Dodamo riž in ostale sestavine, med rednim mešanjem dušimo 25 minut, razdelimo v posodice in postrežemo.

Prehrana: kalorije 505, maščobe 29,5, vlaknine 3,4, ogljikovi hidrati 55,7, beljakovine 6,6

Ingverjeva riževa mešanica

Čas priprave: 10 minut.
Čas priprave: 25 minut.
Porcije: 4

Sestavine:
- 1 skodelica belega riža
- 2 skodelici mandljevega mleka
- 1 žlica naribanega ingverja
- 3 žlice kokosovega sladkorja
- 1 žlička mletega cimeta

Naslovi:
1. V ponev damo mleko, na zmernem ognju zavremo, dodamo riž in ostale sestavine, premešamo, kuhamo 25 minut, razdelimo v posodice in postrežemo.

Prehrana: kalorije 449, maščobe 29, vlaknine 3,4, ogljikovi hidrati 44,6, beljakovine 6,2

Čilijeva enolončnica

Čas priprave: 10 minut.
Čas priprave: 35 minut.
Porcije: 4

Sestavine:
- 1 funt hash browns
- 4 stepena jajca
- 1 rdeča čebula, sesekljana
- 1 sesekljan čili
- 1 žlica olivnega olja
- 6 unč klobase z nizko vsebnostjo natrija, sesekljane
- ¼ čajne žličke čilija v prahu
- Ščepec črnega popra

Naslovi:
1. Na srednjem ognju segrejte ponev z oljem, dodajte čebulo in chorizo, premešajte in pražite 5 minut.
2. Dodajte rjavo meso in vse ostale sestavine razen jajca in popra, premešajte in kuhajte še 5 minut.
3. Mešanico klobas prelijemo z jajci, pomešanimi s črnim poprom, ponev postavimo v pečico in pečemo pri 370 stopinjah F 25 minut.
4. Mešanico razdelite na krožnike in postrezite za zajtrk.

Prehrana: kalorije 527, maščobe 31,3, vlaknine 3,8, ogljikovi hidrati 51,2, beljakovine 13,3

Riževe sklede z gobami

Čas priprave: 10 minut.
Čas priprave: 30 minut.
Porcije: 4

Sestavine:
- 1 rdeča čebula, sesekljana
- 1 skodelica belega riža
- 2 stroka česna, nasekljana
- 2 žlici olivnega olja
- 2 skodelici piščančje juhe z nizko vsebnostjo natrija
- 1 žlica sesekljanega koriandra
- ½ skodelice nemastnega sira čedar, naribanega
- ½ funta belih gob, narezanih
- poper po okusu

Naslovi:
1. Na zmernem ognju segrejemo ponev z oljem, dodamo čebulo, česen in gobe, premešamo in pražimo 5-6 minut.
2. Dodamo riž in ostale sestavine, zavremo in na srednjem ognju ob rednem mešanju kuhamo 25 minut.
3. Riževo mešanico razdelite v sklede in postrezite za zajtrk.

Prehrana: kalorije 314, maščobe 12,2, vlaknine 1,8, ogljikovi hidrati 42,1, beljakovine 9,5

Paradižnikova in špinačna jajca

Čas priprave: 10 minut.
Čas priprave: 20 minut.
Porcije: 4

Sestavine:
- ½ skodelice posnetega mleka
- črni poper po okusu
- 8 jajc, pretepenih
- 1 skodelica mlade špinače, sesekljane
- 1 rumena čebula, sesekljana
- 1 žlica olivnega olja
- 1 skodelica češnjevih paradižnikov
- ¼ skodelice nemastnega sira cheddar, naribanega

Naslovi:
1. Na zmernem ognju segrejemo ponev z oljem, dodamo čebulo, premešamo in pražimo 2-3 minute.
2. Dodamo špinačo in paradižnik, premešamo in kuhamo še 2 minuti.
3. Dodamo jajca, zmešana z mlekom in črnim poprom ter nežno premešamo.
4. Po vrhu potresemo cheddar sir, pekač postavimo v pečico in pečemo 15 minut pri 390 stopinjah F.
5. Razdelimo na krožnike in postrežemo.

Prehrana: kalorije 195, maščobe 13, vlaknine 1,3, ogljikovi hidrati 6,8, beljakovine 13,7

sezamova omleta

Čas priprave: 5 minut.
Čas priprave: 15 minut.
Porcije: 4

Sestavine:
- 4 stepena jajca
- Ščepec črnega popra
- 1 žlica olivnega olja
- 1 čajna žlička sezama
- 2 sesekljani mladi čebuli
- 1 čajna žlička sladke paprike
- 1 žlica sesekljanega koriandra

Naslovi:
1. Na zmernem ognju segrejemo ponev z oljem, dodamo mlado čebulo, premešamo in pražimo 2 minuti.
2. Dodamo jajca, pomešana z ostalimi sestavinami, malo premešamo, razporedimo tortiljo po ponvi in kuhamo 7 minut.
3. Tortiljo obrnemo, kuhamo še 6 minut, razdelimo na krožnike in postrežemo.

Prehrana: kalorij 101, maščobe 8,3, vlaknine 0,5, ogljikovi hidrati 1,4, beljakovine 5,9

Ovseni kosmiči iz bučk

Čas priprave: 5 minut.
Čas priprave: 20 minut.
Porcije: 4

Sestavine:
- 1 skodelica ovsenih kosmičev
- 3 skodelice mandljevega mleka
- 1 žlica posnetega masla
- 2 žlički mletega cimeta
- 1 žlička začimbe za bučno pito
- 1 skodelica naribane bučke

Naslovi:
1. Na srednjem ognju segrejte ponev z mlekom, dodajte kosmiče in ostale sestavine, premešajte, zavrite in med občasnim mešanjem kuhajte 20 minut.
2. Ovsene kosmiče razdelite v skledice in postrezite za zajtrk.

Prehrana: kalorije 508, maščobe 44,5, vlaknine 6,7, ogljikovi hidrati 27,2, beljakovine 7,5

Posoda z mandlji in kokosom

Čas priprave: 5 minut.
Čas priprave: 20 minut.
Porcije: 4

Sestavine:
- 2 skodelici kokosovega mleka
- 1 skodelica naribanega kokosa
- ½ skodelice javorjevega sirupa
- 1 skodelica rozin
- 1 skodelica mandljev
- ½ žličke vanilijevega ekstrakta

Naslovi:
1. V ponev damo mleko, na zmernem ognju zavremo, dodamo kokos in ostale sestavine ter med občasnim mešanjem kuhamo 20 minut.
2. Zmes razdelite v skledice in toplo postrezite za zajtrk.

Prehrana: kalorije 697, maščobe 47,4, vlaknine 8,8, ogljikovi hidrati 70, beljakovine 9,6

Topla čičerikina solata

Čas priprave: 5 minut.
Čas priprave: 15 minut.
Porcije: 4

Sestavine:
- 2 stroka česna, nasekljana
- 2 paradižnika, narezana na kocke
- 1 kumara, narezana na kocke
- 2 sesekljani šalotki
- 2 skodelici konzervirane čičerike, brez dodane soli, odcejene
- 1 žlica sesekljanega peteršilja
- 1/3 skodelice sesekljane mete
- 1 avokado, izkoščičen, olupljen in narezan na kocke
- 2 žlici olivnega olja
- sok 1 limete
- črni poper po okusu

Naslovi:
1. Na zmernem ognju segrejemo ponev z oljem, dodamo česen in šalotko, premešamo in pražimo 2 minuti.
2. Dodamo čičeriko in ostale sestavine, premešamo, kuhamo še 13 minut, razdelimo v posodice in postrežemo za zajtrk.

Prehrana: kalorije 561, maščobe 23,1, vlaknine 22,4, ogljikovi hidrati 73,1, beljakovine 21,8

Kakav in prosen puding

Čas priprave: 10 minut.
Čas priprave: 30 minut.
Porcije: 4

Sestavine:
- 14 unč kokosovega mleka
- 1 skodelica prosa
- 1 žlica kakava v prahu
- ½ žličke vanilijevega ekstrakta

Naslovi:
1. V ponev damo mleko, na zmernem ognju zavremo, dodamo proso in ostale sestavine ter ob rednem mešanju kuhamo 30 minut.
2. Razdelite v sklede in postrezite za zajtrk.

Prehrana: kalorije 422, maščobe 25,9, vlaknine 6,8, ogljikovi hidrati 42,7, beljakovine 8

chia puding

Čas priprave: 15 minut.
Čas priprave: 0 minut.
Porcije: 4

Sestavine:
- 2 skodelici mandljevega mleka
- ½ skodelice chia semen
- 2 žlici kokosovega sladkorja
- Lupina ½ naribane limone
- 1 žlička vanilijevega ekstrakta
- ½ žličke ingverja v prahu

Naslovi:
1. Chia semena damo skupaj v skledo z mlekom in ostalimi sestavinami, premešamo in pustimo stati 15 minut preden postrežemo.

Prehrana: kalorije 366, maščobe 30,8, vlaknine 5,5, ogljikovi hidrati 20,8, beljakovine 4,6

tapiokin puding

Čas priprave: 2 uri.
Čas priprave: 0 minut.
Porcije: 4

Sestavine:
- ½ skodelice tapiokinih biserov
- 2 skodelici toplega kokosovega mleka
- 4 čajne žličke kokosovega sladkorja
- ½ čajne žličke mletega cimeta

Naslovi:
1. Tapioko zmešajte v skledi s toplim mlekom in ostalimi sestavinami, premešajte in pustite stati 2 uri, preden postrežete.
2. Razdelite v majhne skledice in postrezite za zajtrk.

Prehrana: kalorije 439, maščobe 28,6, vlaknine 2,8, ogljikovi hidrati 42,5, beljakovine 3,8

cheddar hash

Čas priprave: 10 minut.
Čas priprave: 25 minut.
Porcije: 4

Sestavine:
- 1 funt hash browns
- 1 žlica avokadovega olja
- 1/3 skodelice kokosove smetane
- 1 rumena čebula, sesekljana
- 1 skodelica naribanega sira čedar brez maščobe
- črni poper po okusu
- 4 stepena jajca

Naslovi:
1. Na zmernem ognju segrejemo ponev z oljem, dodamo krompirjeve krokete in čebulo, premešamo in pražimo 5 minut.
2. Dodamo preostale sestavine razen sira, premešamo in kuhamo še 5 minut.
3. Po vrhu potresemo sir, pekač postavimo v pečico in pečemo pri 390 stopinjah F 15 minut.
4. Mešanico razporedimo po krožnikih in postrežemo za zajtrk.

Prehrana: kalorije 539, maščobe 33,2, vlaknine 4,8, ogljikovi hidrati 44,4, beljakovine 16,8

Grahova solata

Čas priprave: 10 minut.
Čas priprave: 20 minut.
Porcije: 4

Sestavine:
- 3 stroki česna, sesekljani
- 1 rumena čebula, sesekljana
- 1 žlica olivnega olja
- 1 sesekljan korenček
- 1 žlica balzamičnega kisa
- 2 skodelici graha, prerezanega na pol
- ½ skodelice zelenjavne juhe, brez dodane soli
- 2 žlici sesekljanega drobnjaka
- 1 žlica sesekljanega koriandra

Naslovi:
1. Na zmernem ognju segrejemo ponev z oljem, dodamo čebulo in česen, premešamo in pražimo 5 minut.
2. Dodamo grah in ostale sestavine, premešamo in kuhamo na zmernem ognju 15 minut.
3. Zmes razdelite v skledice in toplo postrezite za zajtrk.

Prehrana: kalorije 89, maščobe 4,2, vlaknine 3,3, ogljikovi hidrati 11,2, beljakovine 3,3

Mešanica kvinoje in čičerike

Čas priprave: 10 minut.
Čas priprave: 20 minut.
Porcije: 6

Sestavine:
- 1 rdeča čebula, sesekljana
- 1 žlica olivnega olja
- 15-unča pločevinke čičerike, brez dodane soli, odcejena
- 14 unč kokosovega mleka
- ¼ skodelice kvinoje
- 1 žlica naribanega ingverja
- 2 stroka česna, nasekljana
- 1 žlica kurkume v prahu
- 1 žlica sesekljanega koriandra

Naslovi:
1. Na zmernem ognju segrejemo ponev z oljem, dodamo čebulo, premešamo in pražimo 5 minut.
2. Dodamo čičeriko, kvinojo in ostale sestavine, premešamo, zavremo in kuhamo 15 minut.
3. Mešanico razdelite v skledice in postrezite za zajtrk.

Prehrana: kalorije 472, maščobe 23, vlaknine 15,1, ogljikovi hidrati 54,6, beljakovine 16,6

Solata iz oliv in paprike

Čas priprave: 5 minut.
Čas priprave: 15 minut.
Porcije: 4

Sestavine:
- 1 skodelica črnih oliv, izkoščičenih in razpolovljenih
- ½ skodelice zelenih oliv, izkoščičenih in prerezanih na pol
- 1 žlica olivnega olja
- 2 sesekljani mladi čebuli
- 1 na trakove narezana rdeča paprika
- 1 zelena paprika, narezana na trakove
- Lupina 1 naribane limete
- sok 1 limete
- 1 šopek sesekljanega peteršilja
- 1 sesekljan paradižnik

Naslovi:
1. Na zmernem ognju segrejemo ponev z oljem, dodamo mlado čebulo, premešamo in pražimo 2 minuti.
2. Dodamo olive, papriko in ostale sestavine, premešamo in kuhamo še 13 minut.
3. Razdelite v sklede in postrezite za zajtrk.

Prehrana: kalorije 192, maščobe 6,7, vlaknine 3,3, ogljikovi hidrati 9,3, beljakovine 3,5

Mešanica zelenega fižola in jajc

Čas priprave: 10 minut.
Čas priprave: 15 minut.
Porcije: 4

Sestavine:
- 1 sesekljan strok česna
- 1 rdeča čebula, sesekljana
- 1 žlica avokadovega olja
- 1 funt zelenega fižola, obreženega in prepolovljenega
- 8 jajc, pretepenih
- 1 žlica sesekljanega koriandra
- Ščepec črnega popra

Naslovi:
1. Na zmernem ognju segrejte ponev z oljem, dodajte čebulo in česen ter pražite 2 minuti.
2. Dodamo stročji fižol in kuhamo še 2 minuti.
3. Dodamo jajca, črni poper in koriander, premešamo, razporedimo v ponev in kuhamo 10 minut.
4. Mešanico razdelite na krožnike in postrezite.

Prehrana: kalorije 260, maščobe 12,1, vlaknine 4,7, ogljikovi hidrati 19,4, beljakovine 3,6

Korenčkova in jajčna solata

Čas priprave: 10 minut.
Čas priprave: 0 minut.
Porcije: 4

Sestavine:
- 2 na kocke narezana korenčka
- 2 sesekljani zeleni čebuli
- 1 šopek sesekljanega peteršilja
- 2 žlici olivnega olja
- 4 trdo kuhana jajca, olupljena in narezana na kocke
- 1 žlica balzamičnega kisa
- 1 žlica sesekljanega drobnjaka
- Ščepec črnega popra

Naslovi:
1. V skledi zmešajte korenje z jajci in ostalimi sestavinami, premešajte in postrezite za zajtrk.

Prehrana: kalorij 251, maščobe 9,6, vlaknine 4,1, ogljikovi hidrati 15,2, beljakovine 3,5

kremaste jagode

Čas priprave: 5 minut.
Čas priprave: 15 minut.
Porcije: 4

Sestavine:
- 3 žlice kokosovega sladkorja
- 1 skodelica kokosove smetane
- 1 skodelica borovnic
- 1 skodelica robid
- 1 skodelica jagod
- 1 žlička vanilijevega ekstrakta

Naslovi:
1. Smetano damo v ponev, segrejemo na zmernem ognju, dodamo sladkor in ostale sestavine, premešamo, kuhamo 15 minut, razdelimo v posodice in postrežemo za zajtrk.

Prehrana: kalorije 460, maščobe 16,7, vlaknine 6,5, ogljikovi hidrati 40,3, beljakovine 5,7

Mleta govedina in paradižnikova enolončnica

Čas priprave: 10 minut.
Čas priprave: 20 minut.
Porcije: 4

Sestavine:
- 1 funt mlete govedine
- 1 rdeča čebula, sesekljana
- 1 žlica olivnega olja
- 1 skodelica češnjevih paradižnikov, prerezanih na pol
- ½ rdeče paprike, sesekljane
- črni poper po okusu
- 1 žlica sesekljanega drobnjaka
- 1 žlica sesekljanega rožmarina
- 3 žlice goveje juhe z nizko vsebnostjo natrija

Naslovi:
1. Na zmernem ognju segrejemo ponev z oljem, dodamo čebulo in poper, premešamo in pražimo 5 minut.
2. Dodamo meso, premešamo in pražimo še 5 minut.
3. Dodamo ostale sestavine, premešamo, kuhamo 10 minut, razdelimo v sklede in postrežemo za kosilo.

Prehrana: kalorij 320, maščobe 11,3, vlaknine 4,4, ogljikovi hidrati 18,4, beljakovine 9

Solata s kozicami in avokadom

Čas priprave: 5 minut.
Čas priprave: 0 minut.
Porcije: 4

Sestavine:
- 1 pomaranča, olupljena in narezana na kocke
- 1 funt kozic, kuhanih, olupljenih in razrezanih
- 2 skodelici mlade rukole
- 1 avokado, izkoščičen, olupljen in narezan na kocke
- 2 žlici olivnega olja
- 2 žlici balzamičnega kisa
- Sok ½ pomaranče
- sol in črni poper

Naslovi:
1. V skledi za solato zmešajte kozice s pomarančami in ostalimi sestavinami, premešajte in postrezite za kosilo.

Prehrana: kalorij 300, maščobe 5,2, vlaknine 2, ogljikovi hidrati 11,4, beljakovine 6,7

Krema iz brokolija

Čas priprave: 10 minut.
Čas priprave: 40 minut.
Porcije: 4

Sestavine:
- 2 kilograma cvetov brokolija
- 1 rumena čebula, sesekljana
- 1 žlica olivnega olja
- črni poper po okusu
- 2 stroka česna, nasekljana
- 3 skodelice goveje juhe z nizko vsebnostjo natrija
- 1 skodelica kokosovega mleka
- 2 žlici sesekljanega koriandra

Naslovi:
1. Na zmernem ognju segrejemo ponev z oljem, dodamo čebulo in česen, premešamo in pražimo 5 minut.
2. Dodamo brokoli in ostale sestavine razen kokosovega mleka, zavremo in na srednjem ognju kuhamo še 35 minut.
3. Juho zmiksajte s potopnim mešalnikom, dodajte kokosovo mleko, ponovno prelijte, razdelite v sklede in postrezite.

Prehrana: kalorije 330, maščobe 11,2, vlaknine 9,1, ogljikovi hidrati 16,4, beljakovine 9,7

Ohrovtova juha

Čas priprave: 10 minut.
Čas priprave: 40 minut.
Porcije: 4

Sestavine:
- 1 večji ohrovt, nastrgan
- 1 rumena čebula, sesekljana
- 1 žlica olivnega olja
- črni poper po okusu
- 1 sesekljan por
- 2 skodelici paradižnikov v pločevinkah z nizko vsebnostjo natrija
- 4 skodelice piščančje juhe z nizko vsebnostjo natrija
- 1 žlica sesekljanega koriandra

Naslovi:
1. Na zmernem ognju segrejemo ponev z oljem, dodamo čebulo in por, premešamo in pražimo 5 minut.
2. Dodamo zelje in ostale sestavine razen cilantra, zavremo in na srednjem ognju kuhamo 35 minut.
3. Juho nadevamo v sklede, po vrhu potresemo koriander in postrežemo.

Prehrana: kalorije 340, maščobe 11,7, vlaknine 6, ogljikovi hidrati 25,8, beljakovine 11,8

Juha iz zelene in cvetače

Čas priprave: 10 minut.
Čas priprave: 40 minut.
Porcije: 4

Sestavine:
- 2 kilograma cvetov cvetače
- 1 rdeča čebula, sesekljana
- 1 žlica olivnega olja
- 1 skodelica paradižnikove mezge
- črni poper po okusu
- 1 skodelica sesekljane zelene
- 6 skodelic piščančje juhe z nizko vsebnostjo natrija
- 1 žlica sesekljanega kopra

Naslovi:
4. Na srednje močnem ognju segrejte ponev z oljem, dodajte čebulo in zeleno, premešajte in kuhajte 5 minut.
5. Dodamo cvetačo in ostale sestavine, zavremo in na srednjem ognju kuhamo še 35 minut.
6. Juho razdelimo v sklede in postrežemo.

Prehrana: kalorije 135, maščobe 4, vlaknine 8, ogljikovi hidrati 21,4, beljakovine 7,7

Porova juha in svinjina

Čas priprave: 10 minut.
Čas priprave: 40 minut.
Porcije: 4

Sestavine:
- 1 funt vlečene svinjine, narezane na kocke
- črni poper po okusu
- 5 sesekljanega pora
- 1 rumena čebula, sesekljana
- 2 žlici olivnega olja
- 1 žlica sesekljanega peteršilja
- 6 skodelic goveje juhe z nizko vsebnostjo natrija

Naslovi:
4. Ponev z oljem segrejemo na srednje močnem ognju, dodamo čebulo in por, premešamo in pražimo 5 minut.
5. Dodamo meso, premešamo in pražimo še 5 minut.
6. Dodamo ostale sestavine, zavremo in na zmernem ognju kuhamo 30 minut.
7. Juho nadevamo v sklede in postrežemo.

Prehrana: kalorije 395, maščobe 18,3, vlaknine 2,6, ogljikovi hidrati 18,4, beljakovine 38,2

Metina solata s kozicami in brokolijem

Čas priprave: 5 minut.
Čas priprave: 20 minut.
Porcije: 4

Sestavine:
- 1/3 skodelice zelenjavne juhe z nizko vsebnostjo natrija
- 2 žlici olivnega olja
- 2 skodelici cvetov brokolija
- 1 funt kozic, olupljenih in razrezanih
- črni poper po okusu
- 1 rumena čebula, sesekljana
- 4 češnjeve paradižnike, prerezane na pol
- 2 stroka česna, nasekljana
- sok ½ limone
- ½ skodelice oliv kalamata, izkoščičenih in razpolovljenih
- 1 žlica sesekljane mete

Naslovi:
1. Ponev z oljem segrejemo na srednje močnem ognju, dodamo čebulo in česen, premešamo in pražimo 3 minute.
2. Dodamo kozice, premešamo in kuhamo še 2 minuti.
3. Dodamo brokoli in ostale sestavine, premešamo, kuhamo 10 minut, razdelimo v posodice in postrežemo za kosilo.

Prehrana: kalorije 270, maščobe 11,3, vlaknine 4,1, ogljikovi hidrati 14,3, beljakovine 28,9

Juha s kozicami in polenovko

Čas priprave: 10 minut.
Čas priprave: 20 minut.
Porcije: 4

Sestavine:
- 1 liter piščančje juhe z nizko vsebnostjo natrija
- ½ funta kozic, olupljenih in razrezanih
- ½ funta filejev trske, brez kosti, kože in narezanih na kocke
- 2 žlici olivnega olja
- 2 žlički čilija v prahu
- 1 čajna žlička sladke paprike
- 2 sesekljani šalotki
- Ščepec črnega popra
- 1 žlica sesekljanega kopra

Naslovi:
1. Na srednjem ognju segrejte ponev z oljem, dodajte šalotko, premešajte in kuhajte 5 minut.
2. Dodamo kozice in polenovko ter kuhamo še 5 minut.
3. Dodamo ostale sestavine, zavremo in na srednjem ognju kuhamo 10 minut.
4. Juho razdelimo v sklede in postrežemo.

Prehrana: kalorije 189, maščobe 8,8, vlaknine 0,8, ogljikovi hidrati 3,2, beljakovine 24,6

Mešanica kozic in zelene čebule

Čas priprave: 10 minut.
Čas priprave: 10 minut.
Porcije: 4

Sestavine:
- 2 funta kozic, olupljenih in razrezanih
- 1 skodelica češnjevih paradižnikov, prerezanih na pol
- 1 žlica olivnega olja
- 4 sesekljane zelene čebule
- 1 žlica balzamičnega kisa
- 1 žlica sesekljanega drobnjaka

Naslovi:
1. Na zmernem ognju segrejemo ponev z oljem, dodamo čebulo in češnjeve paradižnike, premešamo in pražimo 4 minute.
2. Dodamo kozice in ostale sestavine, kuhamo še 6 minut, razdelimo na krožnike in postrežemo.

Prehrana: kalorije 313, maščobe 7,5, vlaknine 1, ogljikovi hidrati 6,4, beljakovine 52,4

špinačno enolončnico

Čas priprave: 10 minut.
Čas priprave: 15 minut.
Porcije: 4

Sestavine:
- 1 žlica olivnega olja
- 1 žlička naribanega ingverja
- 2 stroka česna, nasekljana
- 1 rumena čebula, sesekljana
- 2 paradižnika, sesekljana
- 1 skodelica konzerviranih paradižnikov brez dodane soli
- 1 žlička kumine, mleta
- Ščepec črnega popra
- 1 skodelica zelenjavne juhe z nizko vsebnostjo natrija
- 2 funta listov špinače

Naslovi:
1. Na zmernem ognju segrejemo ponev z oljem, dodamo ingver, česen in čebulo, premešamo in pražimo 5 minut.
2. Dodamo paradižnik, paradižnik iz konzerve in ostale sestavine, nežno premešamo, zavremo in kuhamo še 10 minut.
3. Enolončnico razdelimo v sklede in postrežemo.

Prehrana: kalorije 123, maščobe 4,8, vlaknine 7,3, ogljikovi hidrati 17, beljakovine 8,2

curry mešanica cvetače

Čas priprave: 10 minut.
Čas priprave: 25 minut.
Porcije: 4

Sestavine:
- 1 rdeča čebula, sesekljana
- 1 žlica olivnega olja
- 2 stroka česna, nasekljana
- 1 rdeča paprika, sesekljana
- 1 sesekljana zelena paprika
- 1 žlica limetinega soka
- 1 funt cvetov cvetače
- 14 unč narezanih paradižnikov v pločevinkah
- 2 čajni žlički curryja v prahu
- Ščepec črnega popra
- 2 skodelici kokosove smetane
- 1 žlica sesekljanega koriandra

Naslovi:
1. Na zmernem ognju segrejemo ponev z oljem, dodamo čebulo in česen, premešamo in pražimo 5 minut.
2. Dodamo papriko in ostale sestavine, vse skupaj zavremo in na srednjem ognju kuhamo 20 minut.
3. Vse skupaj razdelimo v skledice in postrežemo.

Prehrana: kalorij 270, maščobe 7,7, vlaknine 5,4, ogljikovi hidrati 12,9, beljakovine 7

Enolončnica iz korenčka in bučk

Čas priprave: 10 minut.
Čas priprave: 30 minut.
Porcije: 4

Sestavine:
- 1 rumena čebula, sesekljana
- 2 žlici olivnega olja
- 2 stroka česna, nasekljana
- 4 bučke, narezane na rezine
- 2 narezana korenčka
- 1 čajna žlička sladke paprike
- ¼ čajne žličke čilija v prahu
- Ščepec črnega popra
- ½ skodelice sesekljanega paradižnika
- 2 skodelici zelenjavne juhe z nizko vsebnostjo natrija
- 1 žlica sesekljanega drobnjaka
- 1 žlica sesekljanega rožmarina

Naslovi:
1. Na zmernem ognju segrejemo ponev z oljem, dodamo čebulo in česen, premešamo in pražimo 5 minut.
2. Dodamo bučke, korenje in ostale sestavine, zavremo in kuhamo še 25 minut.
3. Enolončnico razdelimo v sklede in takoj postrežemo za kosilo.

Prehrana: kalorij 272, maščobe 4,6, vlaknine 4,7, ogljikovi hidrati 14,9, beljakovine 9

Enolončnica iz zelja in stročjega fižola

Čas priprave: 10 minut.
Čas priprave: 25 minut.
Porcije: 4

Sestavine:
- 2 žlici olivnega olja
- 1 vijolično zelje, nastrgano
- 1 rdeča čebula, sesekljana
- 1 funt zelenega fižola, obreženega in prepolovljenega
- 2 stroka česna, nasekljana
- 7 unč paradižnikov v pločevinkah, narezanih brez dodane soli
- 2 skodelici zelenjavne juhe z nizko vsebnostjo natrija
- Ščepec črnega popra
- 1 žlica sesekljanega kopra

Naslovi:
1. Na zmernem ognju segrejemo ponev z oljem, dodamo čebulo in česen, premešamo in pražimo 5 minut.
2. Dodamo zelje in preostale sestavine, premešamo, pokrijemo in na srednjem ognju kuhamo 20 minut.
3. Razdelimo v sklede in postrežemo za kosilo.

Prehrana: kalorij 281, maščobe 8,5, vlaknine 7,1, ogljikovi hidrati 14,9, beljakovine 6,7

Gobova čili juha

Čas priprave: 5 minut.
Čas priprave: 30 minut.
Porcije: 4

Sestavine:
- 1 rumena čebula, sesekljana
- 1 žlica olivnega olja
- 1 sesekljan rdeči čili
- 1 čajna žlička čilija v prahu
- ½ žličke pekoče paprike
- 4 stroki česna, sesekljani
- 1 funt belih gob, narezanih
- 6 skodelic zelenjavne juhe z nizko vsebnostjo natrija
- 1 skodelica sesekljanega paradižnika
- ½ žlice sesekljanega peteršilja

Naslovi:
1. Na zmernem ognju segrejemo ponev z oljem, dodamo čebulo, čili, pekočo papriko, čili v prahu in česen, mešamo in pražimo 5 minut.
2. Dodamo gobe, premešamo in kuhamo še 5 minut.
3. Dodamo ostale sestavine, zavremo in na srednjem ognju kuhamo 20 minut.
4. Juho razdelimo v sklede in postrežemo.

Prehrana: kalorij 290, maščobe 6,6, vlaknine 4,6, ogljikovi hidrati 16,9, beljakovine 10

svinjina s čilijem

Čas priprave: 10 minut.
Čas priprave: 30 minut.
Porcije: 4

Sestavine:
- 2 funta na kocke narezane dušene svinjine
- 2 žlici čilijeve paste
- 1 rumena čebula, sesekljana
- 2 stroka česna, nasekljana
- 1 žlica olivnega olja
- 2 skodelici goveje juhe z nizko vsebnostjo natrija
- 1 žlica sesekljanega origana

Naslovi:
1. Segrejte ponev z oljem, na srednje močnem ognju dodajte čebulo in česen, premešajte in kuhajte 5 minut.
2. Dodamo meso in pražimo še 5 minut.
3. Dodamo ostale sestavine, zavremo in na srednjem ognju kuhamo še 20 minut.
4. Mešanico razdelite v skledice in postrezite.

Prehrana: kalorije 363, maščobe 8,6, vlaknine 7, ogljikovi hidrati 17,3, beljakovine 18,4

Gobova solata s papriko in lososom

Čas priprave: 10 minut.
Čas priprave: 20 minut.
Porcije: 4

Sestavine:
- 10 unč dimljenega lososa z nizko vsebnostjo natrija, brez kosti, kože, narezan na kocke
- 2 sesekljani zeleni čebuli
- 2 rdeča čilija, sesekljana
- 1 žlica olivnega olja
- ½ žličke posušenega origana
- ½ žličke dimljene paprike
- Ščepec črnega popra
- 8 unč belih gob, narezanih
- 1 žlica limoninega soka
- 1 skodelica črnih oliv, izkoščičenih in razpolovljenih
- 1 žlica sesekljanega peteršilja

Naslovi:
1. Na zmernem ognju segrejte ponev z oljem, dodajte čebulo in čili, premešajte in pražite 4 minute.
2. Dodamo gobe, premešamo in kuhamo 5 minut.
3. Dodamo lososa in ostale sestavine, premešamo, kuhamo še 10 minut, razdelimo v posodice in postrežemo za kosilo.

Prehrana: kalorij 321, maščobe 8,5, vlaknine 8, ogljikovi hidrati 22,2, beljakovine 13,5

Mešanica čičerike in krompirja

Čas priprave: 10 minut.
Čas priprave: 30 minut.
Porcije: 4

Sestavine:
- 2 žlici olivnega olja
- 1 skodelica konzervirane čičerike, brez dodane soli, odcejene in oprane
- 1 funt sladkega krompirja, olupljenega in narezanega na kocke
- 4 stroki česna, sesekljani
- 2 sesekljani šalotki
- 1 skodelica konzerviranih paradižnikov, nesoljenih in narezanih
- 1 čajna žlička mletega koriandra
- 2 paradižnika, sesekljana
- 1 skodelica zelenjavne juhe z nizko vsebnostjo natrija
- Ščepec črnega popra
- 1 žlica limoninega soka
- 1 žlica sesekljanega koriandra

Naslovi:
1. Na srednjem ognju segrejte ponev z oljem, dodajte šalotko in česen, premešajte in kuhajte 5 minut.
2. Dodamo čičeriko, krompir in ostale sestavine, zavremo in na srednjem ognju kuhamo 25 minut.
3. Vse skupaj razdelimo v skledice in postrežemo za kosilo.

Prehrana: kalorij 341, maščobe 11,7, vlaknine 6, ogljikovi hidrati 14,9, beljakovine 18,7

Piščančja mešanica s kardamomom

Čas priprave: 10 minut.
Čas priprave: 30 minut.
Porcije: 4

Sestavine:
- 1 žlica olivnega olja
- 1 funt piščančjih prsi brez kože, kosti in narezanih na kocke
- 1 sesekljana šalotka
- 1 žlica naribanega ingverja
- 2 stroka česna, nasekljana
- 1 žlička mletega kardamoma
- ½ žličke kurkume v prahu
- 1 čajna žlička limetinega soka
- 1 skodelica piščančje juhe z nizko vsebnostjo natrija
- 1 žlica sesekljanega koriandra

Naslovi:
1. Na srednje močnem ognju segrejte ponev z oljem, dodajte šalotko, ingver, česen, kardamom in kurkumo, premešajte in kuhajte 5 minut.
2. Dodamo meso in pražimo 5 minut.
3. Dodamo ostale sestavine, vse skupaj zavremo in kuhamo 20 minut.
4. Mešanico razdelite v skledice in postrezite.

Prehrana: kalorije 175, maščobe 6,5, vlaknine 0,5, ogljikovi hidrati 3,3, beljakovine 24,7

Čili iz leče

Čas priprave: 10 minut.
Čas priprave: 35 minut.
Porcije: 6

Sestavine:
- 1 sesekljana zelena paprika
- 1 žlica olivnega olja
- 2 sesekljani mladi čebuli
- 2 stroka česna, nasekljana
- 24 unč pločevinka leče, brez dodane soli, odcejena in oprana
- 2 skodelici zelenjavne juhe
- 2 žlici gladkega čilija v prahu
- ½ žličke chipotle v prahu
- 30 unč narezanih paradižnikov v pločevinkah, brez dodane soli
- Ščepec črnega popra

Naslovi:
1. Na zmernem ognju segrejemo ponev z oljem, dodamo čebulo in česen, premešamo in pražimo 5 minut.
2. Dodamo papriko, lečo in ostale sestavine, zavremo in na srednjem ognju kuhamo 30 minut.
3. Čili razdelite v skledice in postrezite za kosilo.

Prehrana: kalorije 466, maščobe 5, vlaknine 37,6, ogljikovi hidrati 77,9, beljakovine 31,2

Rožmarin endivija

Čas priprave: 10 minut.
Čas priprave: 20 minut.
Porcije: 4

Sestavine:
- 2 endiviji, po dolgem prerezani na pol
- 2 žlici olivnega olja
- 1 čajna žlička posušenega rožmarina
- ½ žličke kurkume v prahu
- Ščepec črnega popra

Naslovi:
1. V pekaču zmešajte endivijo z oljem in preostalimi sestavinami, nežno premešajte, postavite v pečico in pecite pri 400 stopinjah F 20 minut.
2. Razdelimo po krožnikih in postrežemo kot prilogo.

Prehrana: kalorij 66, maščobe 7,1, vlaknine 1, ogljikovi hidrati 1,2, beljakovine 0,3

limonina divja

Čas priprave: 10 minut.
Čas priprave: 20 minut.
Porcije: 4

Sestavine:
- 4 endivije, po dolžini prerezane na pol
- 1 žlica limoninega soka
- 1 žlica naribane limonine lupinice
- 2 žlici naribanega parmezana brez maščobe
- 2 žlici olivnega olja
- Ščepec črnega popra

Naslovi:
1. V pekač dodamo endivijo z limoninim sokom in vse ostale sestavine razen parmezana ter premešamo.
2. Po vrhu potresemo parmezan, endivijo pečemo pri 400 stopinjah F 20 minut, razdelimo na krožnike in postrežemo kot prilogo.

Prehrana: kalorij 71, maščobe 7,1, vlaknine 0,9, ogljikovi hidrati 2,3, beljakovine 0,9

Šparglji s pestom

Čas priprave: 10 minut.
Čas priprave: 20 minut.
Porcije: 4

Sestavine:
- 1 funt špargljev, narezanih
- 2 žlici bazilikinega pesta
- 1 žlica limoninega soka
- Ščepec črnega popra
- 3 žlice olivnega olja
- 2 žlici sesekljanega koriandra

Naslovi:
1. Šparglje razporedite po obloženem pekaču, dodajte pesto in druge sestavine, premešajte, postavite v pečico in pecite pri 400 stopinjah F 20 minut.
2. Razdelimo po krožnikih in postrežemo kot prilogo.

Prehrana: kalorije 114, maščobe 10,7, vlaknine 2,4, ogljikovi hidrati 4,6, beljakovine 2,6

Korenje s papriko

Čas priprave: 10 minut.
Čas priprave: 30 minut.
Porcije: 4

Sestavine:
- 1 funt mladega korenja, narezanega
- 1 žlica sladke paprike
- 1 čajna žlička limetinega soka
- 3 žlice olivnega olja
- Ščepec črnega popra
- 1 čajna žlička sezama

Naslovi:
1. Na obložen pekač položite korenje, dodajte papriko in vse ostale sestavine razen sezamovih semen, premešajte, postavite v pečico in pecite pri 400 stopinjah F 30 minut.
2. Korenje razdelimo na krožnike, po vrhu potresemo sezamovo seme in postrežemo kot prilogo.

Prehrana:kalorije 142, maščobe 11,3, vlaknine 4,1, ogljikovi hidrati 11,4, beljakovine 1,2

Kremna krompirjeva enolončnica

Čas priprave: 10 minut.
Čas priprave: 1 ura.
Porcije: 8

Sestavine:
- 1 funt zlatega krompirja, olupljenega in narezanega na kocke
- 2 žlici olivnega olja
- 1 rdeča čebula, sesekljana
- 2 stroka česna, nasekljana
- 2 skodelici kokosove smetane
- 1 žlica sesekljanega timijana
- ¼ čajne žličke mletega muškatnega oreščka
- ½ skodelice naribanega parmezana z nizko vsebnostjo maščob

Naslovi:
1. Na zmernem ognju segrejemo ponev z oljem, dodamo čebulo in česen ter pražimo 5 minut.
2. Dodamo krompir in ga pražimo še 5 minut.
3. Dodamo smetano in ostale sestavine, rahlo premešamo, zavremo in kuhamo na zmernem ognju še 40 minut.
4. Zmes razdelimo na krožnike in postrežemo kot prilogo.

Prehrana: kalorije 230, maščobe 19,1, vlaknine 3,3, ogljikovi hidrati 14,3, beljakovine 3,6

sezamovo zelje

Čas priprave: 10 minut.
Čas priprave: 20 minut.
Porcije: 4

Sestavine:
- 1 funt ohrovta, nastrganega
- 2 žlici olivnega olja
- Ščepec črnega popra
- 1 sesekljana šalotka
- 2 stroka česna, nasekljana
- 2 žlici balzamičnega kisa
- 2 žlički pekoče paprike
- 1 čajna žlička sezama

Naslovi:
1. Na zmernem ognju segrejte ponev z oljem, dodajte šalotko in česen ter pražite 5 minut.
2. Dodamo zelje in ostale sestavine, premešamo, kuhamo na srednjem ognju 15 minut, razdelimo na krožnike in postrežemo.

Prehrana: kalorije 101, maščobe 7,6, vlaknine 3,4, ogljikovi hidrati 84, beljakovine 1,9

Brokoli s koriandrom

Čas priprave: 10 minut.
Čas priprave: 30 minut.
Porcije: 4

Sestavine:
- 2 žlici olivnega olja
- 1 funt cvetov brokolija
- 2 stroka česna, nasekljana
- 2 žlici čilijeve omake
- 1 žlica limoninega soka
- Ščepec črnega popra
- 2 žlici sesekljanega koriandra

Naslovi:
1. V pekaču zmešajte brokoli z oljem, česnom in drugimi sestavinami, malo premešajte, dajte v pečico in pecite 30 minut pri 400 stopinjah F.
2. Zmes razdelimo na krožnike in postrežemo kot prilogo.

Prehrana: kalorije 103, maščobe 7,4, vlaknine 3, ogljikovi hidrati 8,3, beljakovine 3,4

Brstični ohrovt s čilijem

Čas priprave: 10 minut.
Čas priprave: 25 minut.
Porcije: 4

Sestavine:
- 1 žlica olivnega olja
- 1 funt brstičnega ohrovta, obrezanega in prerezanega na pol
- 2 stroka česna, nasekljana
- ½ skodelice posnete mocarele, naribane
- Ščepec zdrobljenih poprovih kosmičev

Naslovi:
1. Kalčke skupaj z oljem in ostalimi sestavinami, razen sira, damo v pekač in premešamo.
2. Po vrhu potresemo sir, postavimo v pečico in pečemo 25 minut pri 400 stopinjah F.
3. Razdelimo po krožnikih in postrežemo kot prilogo.

Prehrana: kalorij 91, maščobe 4,5, vlaknine 4,3, ogljikovi hidrati 10,9, beljakovine 5

Mešanica brstičnega ohrovta in zelene čebule

Čas priprave: 10 minut.
Čas priprave: 25 minut.
Porcije: 4

Sestavine:
- 2 žlici olivnega olja
- 1 funt brstičnega ohrovta, obrezanega in prerezanega na pol
- 3 sesekljane zelene čebule
- 2 stroka česna, nasekljana
- 1 žlica balzamičnega kisa
- 1 žlica sladke paprike
- Ščepec črnega popra

Naslovi:
1. Na pekaču zmešajte brstični ohrovt z oljem in ostalimi sestavinami, premešajte in pecite pri 400 stopinjah F 25 minut.
2. Mešanico razdelite na krožnike in postrezite.

Prehrana: kalorij 121, maščobe 7,6, vlaknine 5,2, ogljikovi hidrati 12,7, beljakovine 4,4

Pretlačena cvetača

Čas priprave: 10 minut.
Čas priprave: 25 minut.
Porcije: 4

Sestavine:
- 2 kilograma cvetov cvetače
- ½ skodelice kokosovega mleka
- Ščepec črnega popra
- ½ skodelice kisle smetane z nizko vsebnostjo maščob
- 1 žlica sesekljanega koriandra
- 1 žlica sesekljanega drobnjaka

Naslovi:
1. Cvetačo damo v ponev, prilijemo vodo, da je pokrita, na zmernem ognju zavremo, kuhamo 25 minut in odcedimo.
2. Cvetačo pretlačimo, dodamo mleko, črni poper in smetano, dobro pretlačimo, razporedimo po krožnikih, po vrhu potresemo ostale sestavine in postrežemo.

Prehrana: kalorije 188, maščobe 13,4, vlaknine 6,4, ogljikovi hidrati 15, beljakovine 6,1

Avokadova solata

Čas priprave: 5 minut.
Čas priprave: 0 minut.
Porcije: 4

Sestavine:
- 2 žlici olivnega olja
- 2 avokada, olupljena, brez koščic in narezana na kocke
- 1 skodelica oliv kalamata, izkoščičenih in prerezanih na pol
- 1 skodelica sesekljanega paradižnika
- 1 žlica naribanega ingverja
- Ščepec črnega popra
- 2 skodelici mlade rukole
- 1 žlica balzamičnega kisa

Naslovi:
1. V skledi združimo avokado s kalamato in ostalimi sestavinami, premešamo in ponudimo kot prilogo.

Prehrana: kalorije 320, maščobe 30,4, vlaknine 8,7, ogljikovi hidrati 13,9, beljakovine 3

redkvica solata

Čas priprave: 5 minut.
Čas priprave: 0 minut.
Porcije: 4

Sestavine:
- 2 zeleni čebuli, narezani
- 1 funt narezane redkvice
- 2 žlici balzamičnega kisa
- 2 žlici olivnega olja
- 1 čajna žlička čilija v prahu
- 1 skodelica črnih oliv, izkoščičenih in razpolovljenih
- Ščepec črnega popra

Naslovi:
1. Redkvice zmešajte s čebulo in ostalimi sestavinami v veliki solatni skledi, premešajte in postrezite kot prilogo.

Prehrana:kalorije 123, maščobe 10,8, vlaknine 3,3, ogljikovi hidrati 7, beljakovine 1,3

Solata endivija z limono

Čas priprave: 5 minut.
Čas priprave: 0 minut.
Porcije: 4

Sestavine:
- 2 endiviji, naribani
- 1 žlica sesekljanega kopra
- ¼ skodelice limoninega soka
- ¼ skodelice olivnega olja
- 2 skodelici mlade špinače
- 2 paradižnika, narezana na kocke
- 1 narezana kumara
- ½ skodelice sesekljanih orehov

Naslovi:
1. V veliki skledi zmešajte endivijo s špinačo in preostalimi sestavinami, premešajte in postrezite kot prilogo.

Prehrana: kalorije 238, maščobe 22,3, vlaknine 3,1, ogljikovi hidrati 8,4, beljakovine 5,7

Mešanica oliv in koruze

Čas priprave: 5 minut.
Čas priprave: 0 minut.
Porcije: 4

Sestavine:
- 2 žlici olivnega olja
- 1 žlica balzamičnega kisa
- Ščepec črnega popra
- 4 skodelice koruze
- 2 skodelici črnih oliv, izkoščičenih in razpolovljenih
- 1 rdeča čebula, sesekljana
- ½ skodelice češnjevih paradižnikov, prerezanih na pol
- 1 žlica sesekljane bazilike
- 1 žlica sesekljanega jalapeña
- 2 skodelici rimske solate, narezane

Naslovi:
1. V veliki skledi zmešajte koruzo, olive, solato in preostale sestavine, dobro premešajte, razdelite na krožnike in postrezite kot prilogo.

Prehrana: kalorije 290, maščobe 16,1, vlaknine 7,4, ogljikovi hidrati 37,6, beljakovine 6,2

Solata iz rukole in pinjol

Čas priprave: 5 minut.
Čas priprave: 0 minut.
Porcije: 4

Sestavine:
- ¼ skodelice semen granatnega jabolka
- 5 skodelic otroške rukole
- 6 žlic sesekljane zelene čebule
- 1 žlica balzamičnega kisa
- 2 žlici olivnega olja
- 3 žlice pinjol
- ½ sesekljane šalotke

Naslovi:
1. V solatni skledi združimo rukolo z granatnim jabolkom in ostalimi sestavinami, premešamo in postrežemo.

Prehrana: kalorije 120, maščobe 11,6, vlaknine 0,9, ogljikovi hidrati 4,2, beljakovine 1,8

mandlji in špinača

Čas priprave: 10 minut.
Čas priprave: 0 minut.
Porcije: 4

Sestavine:
- 2 žlici olivnega olja
- 2 avokada, olupljena, brez koščic in narezana na kocke
- 3 skodelice mlade špinače
- ¼ skodelice mandljev, opečenih in sesekljanih
- 1 žlica limoninega soka
- 1 žlica sesekljanega koriandra

Naslovi:
1. V skledi zmešajte avokado z mandlji, špinačo in ostalimi sestavinami, premešajte in postrezite kot prilogo.

Prehrana: kalorij 181, maščobe 4, vlaknine 4,8, ogljikovi hidrati 11,4, beljakovine 6

Solata iz stročjega fižola in koruze

Čas priprave: 4 minute.
Čas priprave: 0 minut.
Porcije: 4

Sestavine:
- sok 1 limete
- 2 skodelici rimske solate, narezane
- 1 skodelica koruze
- ½ funta stročjega fižola, blanširanega in prepolovljenega
- 1 sesekljana kumara
- 1/3 skodelice sesekljanega drobnjaka

Naslovi:
1. V skledi združite stročji fižol s koruzo in ostalimi sestavinami, premešajte in postrezite.

Prehrana: kalorije 225, maščobe 12, vlaknine 2,4, ogljikovi hidrati 11,2, beljakovine 3,5

Solata z endivijo in ohrovtom

Čas priprave: 4 minute.
Čas priprave: 0 minut.
Porcije: 4

Sestavine:
- 3 žlice olivnega olja
- 2 endiviji, narezani in naribani
- 2 žlici limetinega soka
- 1 žlica naribane limetine lupinice
- 1 narezana rdeča čebula
- 1 žlica balzamičnega kisa
- 1 funt ohrovta, nastrganega
- Ščepec črnega popra

Naslovi:
1. V skledi združimo endivijo z ohrovtom in preostale sestavine, dobro premešamo in hladno postrežemo kot prilogo.

Prehrana: kalorije 270, maščobe 11,4, vlaknine 5, ogljikovi hidrati 14,3, beljakovine 5,7

edamame solata

Čas priprave: 5 minut.
Čas priprave: 6 minut.
Porcije: 4

Sestavine:
- 2 žlici olivnega olja
- 2 žlici balzamičnega kisa
- 2 stroka česna, nasekljana
- 3 skodelice edamama, oluščenega
- 1 žlica sesekljanega drobnjaka
- 2 sesekljani šalotki

Naslovi:
1. Na zmernem ognju segrejemo ponev z oljem, dodamo edamam, česen in ostale sestavine, premešamo, pražimo 6 minut, razdelimo na krožnike in postrežemo.

Prehrana: kalorij 270, maščobe 8,4, vlaknine 5,3, ogljikovi hidrati 11,4, beljakovine 6

Solata iz grozdja in avokada

Čas priprave: 5 minut.
Čas priprave: 0 minut.
Porcije: 4

Sestavine:
- 2 skodelici mlade špinače
- 2 avokada, olupljena, brez koščic in narezana na kocke
- 1 narezana kumara
- 1 in ½ skodelice zelenega grozdja, prerezanega na pol
- 2 žlici avokadovega olja
- 1 žlica jabolčnega kisa
- 2 žlici sesekljanega peteršilja
- Ščepec črnega popra

Naslovi:
1. V solatni skledi zmešajte mlado špinačo z avokadom in ostalimi sestavinami, premešajte in postrezite.

Prehrana: kalorije 277, maščobe 11,4, vlaknine 5, ogljikovi hidrati 14,6, beljakovine 4

Mešanica jajčevcev z origanom

Čas priprave: 10 minut.
Čas priprave: 20 minut.
Porcije: 4

Sestavine:
- 2 večja jajčevca, narezana na kocke
- 1 žlica sesekljanega origana
- ½ skodelice naribanega parmezana z nizko vsebnostjo maščob
- ¼ čajne žličke česna v prahu
- 2 žlici olivnega olja
- Ščepec črnega popra

Naslovi:
1. V pekaču združite jajčevce z origanom in ostalimi sestavinami razen sira ter premešajte.
2. Po vrhu potresemo parmezan, postavimo v pečico in pečemo 20 minut pri 370 stopinjah F.
3. Razdelimo po krožnikih in postrežemo kot prilogo.

Prehrana: kalorije 248, maščobe 8,4, vlaknine 4, ogljikovi hidrati 14,3, beljakovine 5,4

Mešanica pečenih paradižnikov

Čas priprave: 10 minut.
Čas priprave: 20 minut.
Porcije: 4

Sestavine:
- 2 funta paradižnika, prerezanega na pol
- 1 žlica sesekljane bazilike
- 3 žlice olivnega olja
- Lupina 1 naribane limone
- 3 stroki česna, sesekljani
- ¼ skodelice naribanega parmezana z nizko vsebnostjo maščob
- Ščepec črnega popra

Naslovi:
1. Paradižnik z baziliko in druge sestavine razen sira zmešajte v pekaču in premešajte.
2. Po vrhu potresemo parmezan, pečemo pri 375 stopinjah F 20 minut, razdelimo na krožnike in postrežemo kot prilogo.

Prehrana: kalorije 224, maščobe 12, vlaknine 4,3, ogljikovi hidrati 10,8, beljakovine 5,1

timijanove gobe

Čas priprave: 10 minut.
Čas priprave: 30 minut.
Porcije: 4

Sestavine:
- 2 funta belih gob, prepolovljenih
- 4 stroki česna, sesekljani
- 2 žlici olivnega olja
- 1 žlica sesekljanega timijana
- 2 žlici sesekljanega peteršilja
- črni poper po okusu

Naslovi:
1. Gobe združite s česnom in ostalimi sestavinami v pekaču, premešajte, dajte v pečico in pecite pri 400 stopinjah F 30 minut.
2. Razdelimo po krožnikih in postrežemo kot prilogo.

Prehrana: kalorij 251, maščobe 9,3, vlaknine 4, ogljikovi hidrati 13,2, beljakovine 6

Dušena špinača in koruza

Čas priprave: 10 minut.
Čas priprave: 15 minut.
Porcije: 4

Sestavine:
- 1 skodelica koruze
- 1 funt listov špinače
- 1 čajna žlička sladke paprike
- 1 žlica olivnega olja
- 1 rumena čebula, sesekljana
- ½ skodelice sesekljane bazilike
- Ščepec črnega popra
- ½ žličke rdeče paprike

Naslovi:
1. Ponev z oljem segrejemo na srednje močnem ognju, dodamo čebulo, premešamo in pražimo 5 minut.
2. Dodamo koruzo, špinačo in ostale sestavine, premešamo, kuhamo na srednjem ognju še 10 minut, razdelimo na krožnike in postrežemo.

Prehrana: kalorij 201, maščobe 13,1, vlaknine 2,5, ogljikovi hidrati 14,4, beljakovine 3,7

Pražena koruza in čebula

Čas priprave: 10 minut.
Čas priprave: 15 minut.
Porcije: 4

Sestavine:
- 4 skodelice koruze
- 1 žlica avokadovega olja
- 2 sesekljani šalotki
- 1 čajna žlička čilija v prahu
- 2 žlici paradižnikove paste brez dodane soli
- 3 sesekljane mlade čebule
- Ščepec črnega popra

Naslovi:
1. Ponev z oljem segrejte na srednje močnem ognju, dodajte mlado čebulo in čili v prahu, premešajte in pražite 5 minut.
2. Dodamo koruzo in ostale sestavine, premešamo, kuhamo še 10 minut, razdelimo na krožnike in ponudimo kot prilogo.

Prehrana: kalorije 259, maščobe 11,1, vlaknine 2,6, ogljikovi hidrati 13,2, beljakovine 3,5

solata iz špinače in manga

Čas priprave: 10 minut.
Čas priprave: 0 minut.
Porcije: 4

Sestavine:
- 1 skodelica manga, olupljenega in narezanega na kocke
- 4 skodelice mlade špinače
- 1 žlica olivnega olja
- 2 sesekljani mladi čebuli
- 1 žlica limoninega soka
- 1 žlica kaper, odcejenih, brez dodane soli
- 1/3 skodelice sesekljanih mandljev

Naslovi:
1. V skledi zmešamo špinačo z mangom in ostalimi sestavinami, premešamo in postrežemo.

Prehrana: kalorij 200, maščobe 7,4, vlaknine 3, ogljikovi hidrati 4,7, beljakovine 4,4

gorčični krompir

Čas priprave: 5 minut.
Čas priprave: 1 ura.
Porcije: 4

Sestavine:
- 1 funt zlatega krompirja, olupljenega in narezanega na kocke
- 2 žlici olivnega olja
- Ščepec črnega popra
- 2 žlici sesekljanega rožmarina
- 1 žlica dijonske gorčice
- 2 stroka česna, nasekljana

Naslovi:
1. Na pekaču zmešajte krompir z oljem in ostalimi sestavinami, premešajte, postavite v pečico na 400 stopinj F in pecite približno 1 uro.
2. Razdelimo po krožnikih in takoj postrežemo kot prilogo.

Prehrana: kalorije 237, maščobe 11,5, vlaknine 6,4, ogljikovi hidrati 14,2, beljakovine 9

Kokosov brstični ohrovt

Čas priprave: 5 minut.
Čas priprave: 30 minut.
Porcije: 4

Sestavine:
- 1 funt brstičnega ohrovta, obrezanega in prerezanega na pol
- 1 skodelica kokosove smetane
- 1 žlica olivnega olja
- 2 sesekljani šalotki
- Ščepec črnega popra
- ½ skodelice sesekljanih indijskih oreščkov

Naslovi:
1. V pekaču združite kalčke s smetano in ostalimi sestavinami, premešajte in pecite v pečici 30 minut pri 350 stopinjah F.
2. Razdelimo po krožnikih in postrežemo kot prilogo.

Prehrana: kalorije 270, maščobe 6,5, vlaknine 5,3, ogljikovi hidrati 15,9, beljakovine 3,4

žajbelj korenje

Čas priprave: 10 minut.
Čas priprave: 30 minut.
Porcije: 4

Sestavine:
- 2 žlici olivnega olja
- 2 žlički sladke paprike
- 1 funt korenja, olupljenega in narezanega na kocke
- 1 rdeča čebula, sesekljana
- 1 žlica sesekljanega žajblja
- Ščepec črnega popra

Naslovi:
1. Na pekaču zmešajte korenje z oljem in drugimi sestavinami, premešajte in pecite 30 minut pri 380 stopinjah F.
2. Razdelimo na krožnike in postrežemo.

Prehrana: kalorij 200, maščobe 8,7, vlaknine 2,5, ogljikovi hidrati 7,9, beljakovine 4

Gobe s česnom in koruzo

Čas priprave: 10 minut.
Čas priprave: 20 minut.
Porcije: 4

Sestavine:
- 1 funt belih gob, prepolovljenih
- 2 skodelici koruze
- 2 žlici olivnega olja
- 4 stroki česna, sesekljani
- 1 skodelica narezanih paradižnikov v pločevinkah, brez dodane soli
- Ščepec črnega popra
- ½ čajne žličke čilija v prahu

Naslovi:
1. Na zmernem ognju segrejte ponev z oljem, dodajte gobe, česen in koruzo, premešajte in kuhajte 10 minut.
2. Dodamo preostale sestavine, premešamo, kuhamo na srednjem ognju še 10 minut, razdelimo na krožnike in postrežemo.

Prehrana: kalorije 285, maščobe 13, vlaknine 2,2, ogljikovi hidrati 14,6, beljakovine 6,7.

Stročji fižol s pestom

Čas priprave: 10 minut.
Čas priprave: 15 minut.
Porcije: 4

Sestavine:
- 2 žlici bazilikinega pesta
- 2 žlički sladke paprike
- 1 funt zelenega fižola, obreženega in prepolovljenega
- sok 1 limone
- 2 žlici olivnega olja
- 1 narezana rdeča čebula
- Ščepec črnega popra

Naslovi:
1. Ponev z oljem segrejemo na srednje močnem ognju, dodamo čebulo, premešamo in pražimo 5 minut.
2. Dodamo fižol in ostale sestavine, premešamo, kuhamo na srednjem ognju 10 minut, razdelimo na krožnike in postrežemo.

Prehrana: kalorij 280, maščobe 10, vlaknine 7,6, ogljikovi hidrati 13,9, beljakovine 4,7

pehtranov paradižnik

Čas priprave: 5 minut.
Čas priprave: 0 minut.
Porcije: 4

Sestavine:
- 1 in ½ žlice oljčnega olja
- 1 funt paradižnika, narezanega na kocke
- 1 žlica limetinega soka
- 1 žlica naribane limetine lupinice
- 2 žlici sesekljanega pehtrana
- Ščepec črnega popra

Naslovi:
1. V skledi združimo paradižnik z ostalimi sestavinami, premešamo in postrežemo kot solato.

Prehrana: kalorij 170, maščobe 4, vlaknine 2,1, ogljikovi hidrati 11,8, beljakovine 6

mandljeva rdeča pesa

Čas priprave: 10 minut.
Čas priprave: 30 minut.
Porcije: 4

Sestavine:
- 4 rdeče pese, olupljene in narezane na kocke
- 3 žlice olivnega olja
- 2 žlici sesekljanih mandljev
- 2 žlici balzamičnega kisa
- Ščepec črnega popra
- 2 žlici sesekljanega peteršilja

Naslovi:
1. V pekaču zmešajte peso z oljem in preostalimi sestavinami, premešajte, postavite v pečico in pecite pri 400 stopinjah F 30 minut.
2. Mešanico razdelite na krožnike in postrezite.

Prehrana: kalorij 230, maščobe 11, vlaknine 4,2, ogljikovi hidrati 7,3, beljakovine 3,6

Mint paradižnik in koruza

Čas priprave: 5 minut.
Čas priprave: 0 minut.
Porcije: 4

Sestavine:
- 2 žlici sesekljane mete
- 1 funt paradižnika, narezanega na kocke
- 2 skodelici koruze
- 2 žlici olivnega olja
- 1 žlica rožmarinovega kisa
- Ščepec črnega popra

Naslovi:
1. V solatni skledi združimo paradižnik s koruzo in ostalimi sestavinami, premešamo in postrežemo.

Uživajte!

Prehrana: kalorij 230, maščobe 7,2, vlaknine 2, ogljikovi hidrati 11,6, beljakovine 4

Omaka iz bučk in avokada

Čas priprave: 5 minut.
Čas priprave: 10 minut.
Porcije: 4

Sestavine:
- 2 žlici olivnega olja
- 2 na kocke narezani bučki
- 1 avokado, olupljen, izkoščičen in narezan na kocke
- 2 paradižnika, narezana na kocke
- 1 na kocke narezana kumara
- 1 rumena čebula, sesekljana
- 2 žlici svežega limetinega soka
- 2 žlici sesekljanega koriandra

Naslovi:
1. Na zmernem ognju segrejemo ponev z oljem, dodamo čebulo in bučke, premešamo in pražimo 5 minut.
2. Dodamo ostale sestavine, premešamo, kuhamo še 5 minut, razdelimo na krožnike in postrežemo.

Prehrana: kalorije 290, maščobe 11,2, vlaknine 6,1, ogljikovi hidrati 14,7, beljakovine 5,6

Mešanica jabolk in zelja

Čas priprave: 5 minut.
Čas priprave: 0 minut.
Porcije: 4

Sestavine:
- 2 zeleni jabolki, brez peščic in narezani na kocke
- 1 vijolično zelje, nastrgano
- 2 žlici balzamičnega kisa
- ½ žličke kuminih semen
- 2 žlici olivnega olja
- črni poper po okusu

Naslovi:
1. V skledi združimo zelje z jabolki in ostalimi sestavinami, premešamo in postrežemo kot solato.

Prehrana: kalorije 165, maščobe 7,4, vlaknine 7,3, ogljikovi hidrati 26, beljakovine 2,6

pečena pesa

Čas priprave: 10 minut.
Čas priprave: 30 minut.
Porcije: 4

Sestavine:
- 4 rdeče pese, olupljene in narezane na kocke
- 2 žlici olivnega olja
- 2 stroka česna, nasekljana
- Ščepec črnega popra
- ¼ skodelice sesekljanega peteršilja
- ¼ skodelice sesekljanih orehov

Naslovi:
1. Peso zmešajte z oljem in preostalimi sestavinami v pekaču, premešajte, pecite pri 420 stopinjah F, pecite 30 minut, razdelite na krožnike in postrezite kot prilogo.

Prehrana: kalorije 156, maščobe 11,8, vlaknine 2,7, ogljikovi hidrati 11,5, beljakovine 3,8

koper zelje

Čas priprave: 10 minut.
Čas priprave: 15 minut.
Porcije: 4

Sestavine:
- 1 funt ohrovta, nastrganega
- 1 rumena čebula, sesekljana
- 1 na kocke narezan paradižnik
- 1 žlica sesekljanega kopra
- Ščepec črnega popra
- 1 žlica olivnega olja

Naslovi:
1. Na zmernem ognju segrejemo ponev z oljem, dodamo čebulo in pražimo 5 minut.
2. Dodamo zelje in ostale sestavine, premešamo, kuhamo na srednjem ognju 10 minut, razdelimo na krožnike in postrežemo.

Prehrana: kalorij 74, maščobe 3,7, vlaknine 3,7, ogljikovi hidrati 10,2, beljakovine 2,1

Solata iz zelja in korenja

Čas priprave: 5 minut.
Čas priprave: 0 minut.
Porcije: 4

Sestavine:
- 2 sesekljani šalotki
- 2 naribana korenčka
- 1 veliko vijolično zelje, nastrgano
- 1 žlica olivnega olja
- 1 žlica rdečega kisa
- Ščepec črnega popra
- 1 žlica limetinega soka

Naslovi:
1. V skledi zmešamo zelje s šalotko in ostalimi sestavinami, premešamo in postrežemo kot prilogo.

Prehrana: kalorije 106, maščobe 3,8, vlaknine 6,5, ogljikovi hidrati 18, beljakovine 3,3

Paradižnikova omaka in olive

Čas priprave: 10 minut.
Čas priprave: 0 minut.
Porcije: 6

Sestavine:
- 1 funt češnjevih paradižnikov, prerezanih na pol
- 2 žlici olivnega olja
- 1 skodelica oliv kalamata, izkoščičenih in prerezanih na pol
- Ščepec črnega popra
- 1 rdeča čebula, sesekljana
- 1 žlica balzamičnega kisa
- ¼ skodelice sesekljanega cilantra

Naslovi:
1. V skledi zmešamo paradižnik z olivami in ostalimi sestavinami, premešamo in postrežemo kot prilogo.

Prehrana: kalorij 131, maščobe 10,9, vlaknine 3,1, ogljikovi hidrati 9,2, beljakovine 1,6

Solata iz bučk

Čas priprave: 4 minute.
Čas priprave: 0 minut.
Porcije: 4

Sestavine:
- 2 bučki, spiralno narezani
- 1 narezana rdeča čebula
- 1 žlica bazilikinega pesta
- 1 žlica limoninega soka
- 1 žlica olivnega olja
- ½ skodelice sesekljanega cilantra
- črni poper po okusu

Naslovi:
1. V solatni skledi zmešamo bučke s čebulo in ostalimi sestavinami, premešamo in postrežemo.

Prehrana: kalorije 58, maščobe 3,8, vlaknine 1,8, ogljikovi hidrati 6, beljakovine 1,6

Curry korenčkova solata

Čas priprave: 4 minute.
Čas priprave: 0 minut.
Porcije: 4

Sestavine:
- 1 funt korenja, olupljenega in naribanega
- 2 žlici avokadovega olja
- 2 žlici limoninega soka
- 3 žlice sezama
- ½ žličke karija v prahu
- 1 čajna žlička posušenega rožmarina
- ½ žličke mlete kumine

Naslovi:
1. V skledi zmešajte korenje z oljem, limoninim sokom in ostalimi sestavinami, premešajte in hladno postrezite kot prilogo.

Prehrana: kalorije 99, maščobe 4,4, vlaknine 4,2, ogljikovi hidrati 13,7, beljakovine 2,4

solato in solato iz rdeče pese

Čas priprave: 5 minut.
Čas priprave: 0 minut.
Porcije: 4

Sestavine:
- 1 žlica naribanega ingverja
- 2 stroka česna, nasekljana
- 4 skodelice zelene solate, sesekljane
- 1 rdeča pesa, olupljena in naribana
- 2 sesekljani zeleni čebuli
- 1 žlica balzamičnega kisa
- 1 žlica sezama

Naslovi:
1. V skledo združimo solato z ingverjem, česnom in ostalimi sestavinami, premešamo in postrežemo kot prilogo.

Prehrana: kalorij 42, maščobe 1,4, vlaknine 1,5, ogljikovi hidrati 6,7, beljakovine 1,4

redkev z zelišči

Čas priprave: 5 minut.
Čas priprave: 0 minut.
Porcije: 4

Sestavine:
- 1 funt na kocke narezanega rdečega radiča
- 1 žlica sesekljanega drobnjaka
- 1 žlica sesekljanega peteršilja
- 1 žlica sesekljanega origana
- 2 žlici olivnega olja
- 1 žlica limetinega soka
- črni poper po okusu

Naslovi:
1. V solatni skledi zmešamo redkvice z drobnjakom in ostalimi sestavinami, premešamo in postrežemo.

Prehrana: kalorij 85, maščobe 7,3, vlaknine 2,4, ogljikovi hidrati 5,6, beljakovine 1

Mešanica pečenega koromača

Čas priprave: 5 minut.
Čas priprave: 20 minut.
Porcije: 4

Sestavine:
- 2 narezani čebulici koromača
- 1 čajna žlička sladke paprike
- 1 majhna rdeča čebula, narezana na rezine
- 2 žlici olivnega olja
- 2 žlici limetinega soka
- 2 žlici sesekljanega kopra
- črni poper po okusu

Naslovi:
1. V pekač zmešajte koromač s papriko in drugimi sestavinami, premešajte in pecite 20 minut pri 380 stopinjah F.
2. Mešanico razdelite na krožnike in postrezite.

Prehrana: kalorij 114, maščobe 7,4, vlaknine 4,5, ogljikovi hidrati 13,2, beljakovine 2,1

pečena paprika

Čas priprave: 10 minut.
Čas priprave: 30 minut.
Porcije: 4

Sestavine:
- 1 funt mešane paprike, narezane na kocke
- 1 rdeča čebula, drobno sesekljana
- 2 žlici olivnega olja
- črni poper po okusu
- 1 žlica sesekljanega origana
- 2 žlici sesekljanih listov mete

Naslovi:
1. V pekaču zmešajte papriko s čebulo in drugimi sestavinami, premešajte in pecite 30 minut pri 380 stopinjah F.
2. Mešanico razdelite na krožnike in postrezite.

Prehrana: kalorij 240, maščobe 8,2, vlaknine 4,2, ogljikovi hidrati 11,3, beljakovine 5,6

Praženi datlji in zelje

Čas priprave: 5 minut.
Čas priprave: 15 minut.
Porcije: 4

Sestavine:
- 1 funt rdečega zelja, narezanega
- 8 datljev, izkoščičenih in narezanih
- 2 žlici olivnega olja
- ¼ skodelice zelenjavne juhe z nizko vsebnostjo natrija
- 2 žlici sesekljanega drobnjaka
- 2 žlici limoninega soka
- črni poper po okusu

Naslovi:
1. Na zmernem ognju segrejemo ponev z oljem, dodamo zelje in datlje, premešamo in kuhamo 4 minute.
2. Prilijemo juho in ostale sestavine, premešamo, kuhamo na srednjem ognju še 11 minut, razdelimo na krožnike in postrežemo.

Prehrana: kalorije 280, maščobe 8,1, vlaknine 4,1, ogljikovi hidrati 8,7, beljakovine 6,3

mešanica črnega fižola

Čas priprave: 4 minute.
Čas priprave: 0 minut.
Porcije: 4

Sestavine:
- 3 skodelice črnega fižola v pločevinkah, brez dodane soli, odcejene in oprane
- 1 skodelica češnjevih paradižnikov, prerezanih na pol
- 2 sesekljani šalotki
- 3 žlice olivnega olja
- 1 žlica balzamičnega kisa
- črni poper po okusu
- 1 žlica sesekljanega drobnjaka

Naslovi:
1. V skledi združimo fižol s paradižnikom in ostalimi sestavinami, premešamo in hladno postrežemo kot prilogo.

Prehrana: kalorij 310, maščobe 11,0, vlaknine 5,3, ogljikovi hidrati 19,6, beljakovine 6,8

Mešanica oliv in endivije

Čas priprave: 4 minute.
Čas priprave: 0 minut.
Porcije: 4

Sestavine:
- 2 sesekljani mladi čebuli
- 2 endiviji, naribani
- 1 skodelica črnih oliv, izkoščičenih in narezanih
- ½ skodelice oliv kalamata, izkoščičenih in narezanih
- ¼ skodelice jabolčnega kisa
- 2 žlici olivnega olja
- 1 žlica sesekljanega koriandra

Naslovi:
1. V skledi zmešamo endivijo z olivami in ostalimi sestavinami, premešamo in postrežemo.

Prehrana: kalorij 230, maščobe 9,1, vlaknine 6,3, ogljikovi hidrati 14,6, beljakovine 7,2

paradižnikova in kumarična solata

Čas priprave: 5 minut.
Čas priprave: 0 minut.
Porcije: 4

Sestavine:
- ½ funta narezanega paradižnika
- 2 kumari, narezani
- 1 žlica olivnega olja
- 2 sesekljani mladi čebuli
- črni poper po okusu
- sok 1 limete
- ½ skodelice sesekljane bazilike

Naslovi:
1. V solatni skledi zmešajte paradižnik s kumaro in ostalimi sestavinami, premešajte in postrezite hladno.

Prehrana: kalorije 224, maščobe 11,2, vlaknine 5,1, ogljikovi hidrati 8,9, beljakovine 6,2

Solata s papriko in korenčkom

Čas priprave: 5 minut.
Čas priprave: 0 minut.
Porcije: 4

Sestavine:
- 1 skodelica češnjevih paradižnikov, prerezanih na pol
- 1 sesekljana rumena paprika
- 1 rdeča paprika, sesekljana
- 1 sesekljana zelena paprika
- ½ funta korenja, naribanega
- 3 žlice rdečega vinskega kisa
- 2 žlici olivnega olja
- 1 žlica sesekljanega koriandra
- črni poper po okusu

Naslovi:
1. V solatni skledi zmešamo paradižnik s papriko, korenčkom in ostalimi sestavinami, premešamo in postrežemo kot prilogo.

Prehrana: kalorije 123, maščobe 4, vlaknine 8,4, ogljikovi hidrati 14,4, beljakovine 1,1

Mešanica črnega fižola in riža

Čas priprave: 10 minut.
Čas priprave: 30 minut.
Porcije: 4

Sestavine:
- 2 žlici olivnega olja
- 1 rumena čebula, sesekljana
- 1 skodelica konzerviranega črnega fižola, brez dodane soli, odcejen in opran
- 2 skodelici črnega riža
- 4 skodelice piščančje juhe z nizko vsebnostjo natrija
- 2 žlici sesekljanega timijana
- Lupina ½ naribane limone
- Ščepec črnega popra

Naslovi:
1. Ponev z oljem segrejemo na srednje močnem ognju, dodamo čebulo, premešamo in pražimo 4 minute.
2. Dodamo fižol, riž in ostale sestavine, premešamo, zavremo in na srednjem ognju kuhamo 25 minut.
3. Zmes premešamo, razdelimo na krožnike in postrežemo.

Prehrana: kalorije 290, maščobe 15,3, vlaknine 6,2, ogljikovi hidrati 14,6, beljakovine 8

Mešanica cvetačnega riža

Čas priprave: 10 minut.
Čas priprave: 25 minut.
Porcije: 4

Sestavine:
- 1 skodelica cvetov cvetače
- 1 skodelica belega riža
- 2 skodelici piščančje juhe z nizko vsebnostjo natrija
- 1 žlica avokadovega olja
- 2 sesekljani šalotki
- ¼ skodelice borovnic
- ½ skodelice sesekljanih mandljev

Naslovi:
1. Na zmernem ognju segrejemo ponev z oljem, dodamo šalotko, premešamo in pražimo 5 minut.
2. Dodamo cvetačo, riž in ostale sestavine, premešamo, zavremo in na srednjem ognju kuhamo 20 minut.
3. Mešanico razdelite na krožnike in postrezite.

Prehrana: kalorije 290, maščobe 15,1, vlaknine 5,6, ogljikovi hidrati 7, beljakovine 4,5

kumarična omaka

Čas priprave: 5 minut.
Čas priprave: 0 minut.
Porcije: 4

Sestavine:
- 1 funt narezanih kumar
- 1 avokado, olupljen, izkoščičen in narezan na kocke
- 1 žlica kaper, odcejenih
- 1 žlica sesekljanega drobnjaka
- 1 manjša na kocke narezana rdeča čebula
- 1 žlica olivnega olja
- 1 žlica balzamičnega kisa

Naslovi:
1. Kumare skupaj z avokadom in ostalimi sestavinami damo v skledo, premešamo, razdelimo v skodelice in postrežemo.

Prehrana: kalorij 132, maščobe 4,4, vlaknine 4, ogljikovi hidrati 11,6, beljakovine 4,5

čičerikina pomaka

Čas priprave: 5 minut.
Čas priprave: 0 minut.
Porcije: 4

Sestavine:
- 1 žlica olivnega olja
- 1 žlica limoninega soka
- 1 žlica paste iz sezamovih semen
- 2 žlici sesekljanega drobnjaka
- 2 sesekljani mladi čebuli
- 2 skodelici konzervirane čičerike, brez dodane soli, odcejene in oprane

Naslovi:
1. Čičeriko zmešajte z oljem in vsemi ostalimi sestavinami razen drobnjaka v mešalniku, dobro pretlačite, razdelite v sklede, na vrh potresite drobnjak in postrezite.

Prehrana: kalorije 280, maščobe 13,3, vlaknine 5,5, ogljikovi hidrati 14,8, beljakovine 6,2

oljčni dip

Čas priprave: 4 minute.
Čas priprave: 0 minut.
Porcije: 4

Sestavine:
- 2 skodelici črnih oliv, izkoščičenih in narezanih
- 1 skodelica sesekljane mete
- 2 žlici avokadovega olja
- ½ skodelice kokosove smetane
- ¼ skodelice limetinega soka
- Ščepec črnega popra

Naslovi:
1. V mešalniku zmešajte olive z meto in ostalimi sestavinami, dobro premešajte, razdelite v sklede in postrezite.

Prehrana: kalorije 287, maščobe 13,3, vlaknine 4,7, ogljikovi hidrati 17,4, beljakovine 2,4

Kokosova čebulna pomaka

Čas priprave: 5 minut.
Čas priprave: 0 minut.
Porcije: 4

Sestavine:
- 4 sesekljane mlade čebule
- 1 sesekljana šalotka
- 1 žlica limetinega soka
- Ščepec črnega popra
- 2 unči sira mozzarella z nizko vsebnostjo maščob, nastrganega
- 1 skodelica kokosove smetane
- 1 žlica sesekljanega peteršilja

Naslovi:
1. V mešalniku zmešajte kapesotato s šalotko in preostalimi sestavinami, dobro premešajte, razdelite v sklede in postrezite kot pomako za zabavo.

Prehrana: kalorije 271, maščobe 15,3, vlaknine 5, ogljikovi hidrati 15,9, beljakovine 6,9

Pinjole in kokosova pomaka

Čas priprave: 5 minut.
Čas priprave: 0 minut.
Porcije: 4

Sestavine:
- 8 unč kremnega kokosa
- 1 žlica sesekljanih pinjol
- 2 žlici sesekljanega peteršilja
- Ščepec črnega popra

Naslovi:
1. Kremo damo v skledo skupaj s pinjolami in ostalimi sestavinami, dobro premešamo, razdelimo v skledice in postrežemo.

Prehrana: kalorij 281, maščobe 13, vlaknine 4,8, ogljikovi hidrati 16, beljakovine 3,56

Omaka iz rukole in kumar

Čas priprave: 5 minut.
Čas priprave: 0 minut.
Porcije: 4

Sestavine:
- 4 sesekljane mlade čebule
- 2 paradižnika, narezana na kocke
- 4 kumare, narezane na kocke
- 1 žlica balzamičnega kisa
- 1 skodelica mladih listov rukole
- 2 žlici limoninega soka
- 2 žlici olivnega olja
- Ščepec črnega popra

Naslovi:
1. V skledi združimo čebulo s paradižnikom in ostalimi sestavinami, premešamo, razdelimo v posodice in ponudimo kot prigrizek.

Prehrana: kalorije 139, maščobe 3,8, vlaknine 4,5, ogljikovi hidrati 14, beljakovine 5,4

sirna pomaka

Čas priprave: 5 minut.
Čas priprave: 0 minut.
Porcije: 6

Sestavine:
- 1 žlica sesekljane mete
- 1 žlica sesekljanega origana
- 10 unč kremnega sira brez maščobe
- ½ skodelice ingverja, narezanega
- 2 žlici kokosovih aminokislin

Naslovi:
1. Kremni sir zmešajte z ingverjem in drugimi sestavinami v mešalniku, dobro premešajte, razdelite v majhne skodelice in postrezite.

Prehrana: kalorije 388, maščobe 15,4, vlaknine 6, ogljikovi hidrati 14,3, beljakovine 6

Jogurtov pomak s papriko

Čas priprave: 5 minut.
Čas priprave: 0 minut.
Porcije: 4

Sestavine:
- 3 skodelice nemastnega jogurta
- 2 sesekljani mladi čebuli
- 1 čajna žlička sladke paprike
- ¼ skodelice sesekljanih mandljev
- ¼ skodelice sesekljanega kopra

Naslovi:
1. V skledici zmešamo jogurt s čebulo in ostalimi sestavinami, stepemo, razdelimo po skledicah in postrežemo.

Prehrana: kalorij 181, maščobe 12,2, vlaknine 6, ogljikovi hidrati 14,1, beljakovine 7

cvetačna omaka

Čas priprave: 5 minut.
Čas priprave: 0 minut.
Porcije: 4

Sestavine:
- 1 funt cvetov cvetače, blanširanih
- 1 skodelica oliv kalamata, izkoščičenih in prerezanih na pol
- 1 skodelica češnjevih paradižnikov, prerezanih na pol
- 1 žlica olivnega olja
- 1 žlica limetinega soka
- Ščepec črnega popra

Naslovi:
1. V skledi združimo cvetačo z olivami in ostalimi sestavinami, premešamo in postrežemo.

Prehrana: kalorije 139, maščobe 4, vlaknine 3,6, ogljikovi hidrati 5,5, beljakovine 3,4

Krema za kozice

Čas priprave: 5 minut.
Čas priprave: 0 minut.
Porcije: 4

Sestavine:
- 8 unč kremnega kokosa
- 1 funt kozic, kuhanih, olupljenih, razrezanih in sesekljanih
- 2 žlici sesekljanega kopra
- 2 sesekljani mladi čebuli
- 1 žlica sesekljanega koriandra
- Ščepec črnega popra

Naslovi:
1. V skledi zmešamo kozice s smetano in ostalimi sestavinami, stepemo in postrežemo kot namaz za zabavo.

Prehrana: kalorije 362, maščobe 14,3, vlaknine 6, ogljikovi hidrati 14,6, beljakovine 5,9

breskova omaka

Čas priprave: 4 minute.
Čas priprave: 0 minut.
Porcije: 4

Sestavine:
- 4 breskve, izkoščičene in narezane na kocke
- 1 skodelica oliv kalamata, izkoščičenih in prerezanih na pol
- 1 avokado, izkoščičen, olupljen in narezan na kocke
- 1 skodelica češnjevih paradižnikov, prerezanih na pol
- 1 žlica olivnega olja
- 1 žlica limetinega soka
- 1 žlica sesekljanega koriandra

Naslovi:
1. V skledi združite breskve z olivami in ostalimi sestavinami, dobro premešajte in postrezite hladne.

Prehrana: kalorij 200, maščobe 7,5, vlaknine 5, ogljikovi hidrati 13,3, beljakovine 4,9

korenčkov čips

Čas priprave: 10 minut.
Čas priprave: 20 minut.
Porcije: 4

Sestavine:
- 4 korenje, na tanke rezine
- 2 žlici olivnega olja
- Ščepec črnega popra
- 1 čajna žlička sladke paprike
- ½ žličke kurkume v prahu
- Ščepec kosmičev rdeče paprike

Naslovi:
1. V skledi zmešajte korenčkov čips z oljem in ostalimi sestavinami ter premešajte.
2. Ocvrtke razporedimo po obloženem pekaču, pečemo pri 400 stopinjah F 25 minut, razdelimo v sklede in postrežemo kot prigrizek.

Prehrana: kalorije 180, maščobe 3, vlaknine 3,3, ogljikovi hidrati 5,8, beljakovine 1,3

špargljev grižljaj

Čas priprave: 4 minute.
Čas priprave: 20 minut.
Porcije: 4

Sestavine:
- 2 žlici stopljenega kokosovega olja
- 1 funt špargljev, obrezanih in prerezanih na pol
- 1 čajna žlička česna v prahu
- 1 čajna žlička posušenega rožmarina
- 1 čajna žlička čilija v prahu

Naslovi:
1. V skledo stresemo šparglje z oljem in drugimi sestavinami, stresemo, razporedimo po obloženem pekaču in pečemo pri 400 stopinjah F 20 minut.
2. Razdelite v sklede in hladno postrezite kot prigrizek.

Prehrana: kalorije 170, maščobe 4,3, vlaknine 4, ogljikovi hidrati 7, beljakovine 4,5

Skledice iz pečenih fig

Čas priprave: 4 minute.
Čas priprave: 12 minut.
Porcije: 4

Sestavine:
- 8 fig, prerezanih na pol
- 1 žlica avokadovega olja
- 1 žlička mletega muškatnega oreščka

Naslovi:
1. Fige zmešajte z oljem in muškatnim oreščkom v pekaču, premešajte in pecite pri 400 stopinjah F 12 minut.
2. Fige razdelimo v skledice in postrežemo kot prigrizek.

Prehrana: kalorije 180, maščobe 4,3, vlaknine 2, ogljikovi hidrati 2, beljakovine 3,2

Omaka iz zelja in kozic

Čas priprave: 5 minut.
Čas priprave: 6 minut.
Porcije: 4

Sestavine:
- 2 skodelici rdečega zelja, narezanega
- 1 funt kozic, olupljenih in razrezanih
- 1 žlica olivnega olja
- Ščepec črnega popra
- 2 sesekljani mladi čebuli
- 1 skodelica sesekljanega paradižnika
- ½ žličke česna v prahu

Naslovi:
1. Na zmernem ognju segrejemo ponev z oljem, dodamo kozice, premešamo in pražimo 3 minute na vsaki strani.
2. Zelje združite s kozicami in preostalimi sestavinami v skledi, premešajte, razdelite v majhne sklede in postrezite.

Prehrana: kalorije 225, maščobe 9,7, vlaknine 5,1, ogljikovi hidrati 11,4, beljakovine 4,5

čolni iz avokada

Čas priprave: 5 minut.
Čas priprave: 10 minut.
Porcije: 4

Sestavine:
- 2 avokada, olupljena, brez koščic in narezana na kocke
- 1 žlica avokadovega olja
- 1 žlica limetinega soka
- 1 čajna žlička mletega koriandra

Naslovi:
1. Rezine avokada razporedite po obloženem pekaču, dodajte olje in ostale sestavine, premešajte in pecite 10 minut pri 300 stopinjah F.
2. Razdelimo v skodelice in postrežemo kot prigrizek.

Prehrana: kalorij 212, maščobe 20,1, vlaknine 6,9, ogljikovi hidrati 9,8, beljakovine 2

limonin dip

Čas priprave: 4 minute.
Čas priprave: 0 minut.
Porcije: 4

Sestavine:
- 1 skodelica kremnega sira z nizko vsebnostjo maščob
- črni poper po okusu
- ½ skodelice limoninega soka
- 1 žlica sesekljanega koriandra
- 3 stroki česna, sesekljani

Naslovi:
1. V kuhinjskem robotu zmešajte kremni sir z limoninim sokom in ostalimi sestavinami, dobro premešajte, razdelite v sklede in postrezite.

Prehrana: kalorije 213, maščobe 20,5, vlaknine 0,2, ogljikovi hidrati 2,8, beljakovine 4,8

pomak iz sladkega krompirja

Čas priprave: 10 minut.
Čas priprave: 40 minut.
Porcije: 4

Sestavine:
- 1 skodelica sladkega krompirja, olupljenega in narezanega na kocke
- 1 žlica zelenjavne juhe z nizko vsebnostjo natrija
- sprej za kuhanje
- 2 žlici kokosove smetane
- 2 žlički posušenega rožmarina
- črni poper po okusu

Naslovi:
1. Krompir z juho in drugimi sestavinami zmešajte v pekaču, premešajte, pecite pri 365 stopinjah F 40 minut, prenesite v mešalnik, dobro stisnite, razdelite v majhne sklede in postrezite

Prehrana: kalorij 65, maščobe 2,1, vlaknine 2, ogljikovi hidrati 11,3, beljakovine 0,8

fižolova omaka

Čas priprave: 5 minut.
Čas priprave: 0 minut.
Porcije: 4

Sestavine:
- 1 skodelica črnega fižola v pločevinkah, brez dodane soli, odcejena
- 1 skodelica fižola v pločevinkah, brez dodane soli, odcejen
- 1 čajna žlička balzamičnega kisa
- 1 skodelica češnjevih paradižnikov
- 1 žlica olivnega olja
- 2 sesekljani šalotki

Naslovi:
1. Fižol zmešajte s kisom in preostalimi sestavinami v skledi, premešajte in postrezite kot prigrizek za zabavo.

Prehrana: kalorije 362, maščobe 4,8, vlaknine 14,9, ogljikovi hidrati 61, beljakovine 21,4

Salsa iz stročjega fižola

Čas priprave: 10 minut.
Čas priprave: 10 minut.
Porcije: 4

Sestavine:
- 1 funt zelenega fižola, obreženega in prepolovljenega
- 1 žlica olivnega olja
- 2 žlički kaper, odcejenih
- 6 unč zelenih oliv, izkoščičenih in narezanih
- 4 stroki česna, sesekljani
- 1 žlica limetinega soka
- 1 žlica sesekljanega origana
- črni poper po okusu

Naslovi:
1. Na srednje močnem ognju segrejte ponev z oljem, dodajte česen in stročji fižol, premešajte in kuhajte 3 minute.
2. Dodamo ostale sestavine, premešamo, kuhamo še 7 minut, razdelimo v skodelice in postrežemo hladno.

Prehrana: kalorij 111, maščobe 6,7, vlaknine 5,6, ogljikovi hidrati 13,2, beljakovine 2,9

Korenčkova krema

Čas priprave: 10 minut.
Čas priprave: 30 minut.
Porcije: 4

Sestavine:
- 1 funt korenja, olupljen in narezan
- ½ skodelice sesekljanih orehov
- 2 skodelici zelenjavne juhe z nizko vsebnostjo natrija
- 1 skodelica kokosove smetane
- 1 žlica sesekljanega rožmarina
- 1 čajna žlička česna v prahu
- ¼ čajne žličke dimljene paprike

Naslovi:
1. V manjši kozici zmešajte korenje z juho, orehe in vse ostale sestavine razen smetane in rožmarina, premešajte, zavrite na srednjem ognju, kuhajte 30 minut, odcedite in prenesite v blender.
2. Dodamo smetano, zmes dobro premešamo, razdelimo v sklede, po vrhu potresemo rožmarin in postrežemo.

Prehrana: kalorij 201, maščobe 8,7, vlaknine 3,4, ogljikovi hidrati 7,8, beljakovine 7,7

Kečap

Čas priprave: 10 minut.
Čas priprave: 10 minut.
Porcije: 4

Sestavine:
- 1 funt paradižnika, olupljen in narezan
- ½ skodelice mletega česna
- 2 žlici olivnega olja
- Ščepec črnega popra
- 2 sesekljani šalotki
- 1 čajna žlička posušenega timijana

Naslovi:
1. Ponev z oljem segrejemo na srednje močnem ognju, dodamo česen in šalotko, premešamo in pražimo 2 minuti.
2. Dodamo paradižnik in ostale sestavine, kuhamo še 8 minut in prestavimo v blender.
3. Dobro premešajte, razdelite v majhne skodelice in postrezite kot prigrizek.

Prehrana: kalorije 232, maščobe 11,3, vlaknine 3,9, ogljikovi hidrati 7,9, beljakovine 4,5

lososove sklede

Čas priprave: 10 minut.
Čas priprave: 0 minut.
Porcije: 6

Sestavine:
- 1 žlica avokadovega olja
- 1 žlica balzamičnega kisa
- ½ žličke posušenega origana
- 1 skodelica dimljenega lososa, brez dodane soli, brez kosti, brez kože in na kocke
- 1 skodelica omake
- 4 skodelice mlade špinače

Naslovi:
1. V skledi združimo lososa z omako in ostalimi sestavinami, premešamo, razdelimo v skodelice in postrežemo.

Prehrana: kalorij 281, maščobe 14,4, vlaknine 7,4, ogljikovi hidrati 18,7, beljakovine 7,4

Paradižnikova in koruzna omaka

Čas priprave: 4 minute.
Čas priprave: 0 minut.
Porcije: 4

Sestavine:
- 3 skodelice koruze
- 2 skodelici paradižnika, narezanega na kocke
- 2 sesekljani zeleni čebuli
- 2 žlici olivnega olja
- 1 sesekljan rdeči čili
- ½ žlice sesekljanega drobnjaka

Naslovi:
1. V solatni skledi združite paradižnik s koruzo in ostalimi sestavinami, premešajte in hladno postrezite kot prigrizek.

Prehrana: kalorije 178, maščobe 8,6, vlaknine 4,5, ogljikovi hidrati 25,9, beljakovine 4,7

Pečene gobe

Čas priprave: 10 minut.
Čas priprave: 25 minut.
Porcije: 4

Sestavine:
- 1 funt majhnih gobjih klobukov
- 2 žlici olivnega olja
- 1 žlica sesekljanega drobnjaka
- 1 žlica sesekljanega rožmarina
- črni poper po okusu

Naslovi:
1. Gobe damo v pekač, dodamo olje in ostale sestavine, premešamo, pečemo pri 400 stopinjah 25 minut, razdelimo v skledice in ponudimo kot prigrizek.

Prehrana: kalorije 215, maščobe 12,3, vlaknine 6,7, ogljikovi hidrati 15,3, beljakovine 3,5

Fižolov namaz

Čas priprave: 5 minut.
Čas priprave: 0 minut.
Porcije: 4

Sestavine:
- ½ skodelice kokosove smetane
- 1 žlica olivnega olja
- 2 skodelici črnega fižola v pločevinkah, brez dodane soli, odcejen in opran
- 2 žlici sesekljane zelene čebule

Naslovi:
1. Fižol zmešajte s smetano in ostalimi sestavinami v blenderju, dobro pretlačite, razdelite v sklede in postrezite.

Prehrana: kalorij 311, maščobe 13,5, vlaknine 6, ogljikovi hidrati 18,0, beljakovine 8

Omaka iz koriandra in koromača

Čas priprave: 5 minut.
Čas priprave: 0 minut.
Porcije: 4

Sestavine:
- 2 sesekljani mladi čebuli
- 2 čebulici koromača, sesekljani
- 1 sesekljan zeleni čili
- 1 sesekljan paradižnik
- 1 žlička kurkume v prahu
- 1 čajna žlička limetinega soka
- 2 žlici sesekljanega koriandra
- črni poper po okusu

Naslovi:
1. V solatni skledi zmešamo koromač s čebulo in ostalimi sestavinami, premešamo, razdelimo v skodelice in postrežemo.

Prehrana: kalorij 310, maščobe 11,5, vlaknine 5,1, ogljikovi hidrati 22,3, beljakovine 6,5

Grižljaj brstičnega ohrovta

Čas priprave: 10 minut.
Čas priprave: 25 minut.
Porcije: 4

Sestavine:
- 1 funt brstičnega ohrovta, obrezanega in prerezanega na pol
- 2 žlici olivnega olja
- 1 žlica mlete kumine
- 1 skodelica sesekljanega kopra
- 2 stroka česna, nasekljana

Naslovi:
1. V pekaču zmešajte brstični ohrovt z oljem in drugimi sestavinami, premešajte in pecite pri 390 stopinjah F 25 minut.
2. Kalčke razdelimo v posodice in postrežemo kot prigrizek.

Prehrana: kalorij 270, maščobe 10,3, vlaknine 5,2, ogljikovi hidrati 11,1, beljakovine 6

Balzamični grižljaji orehov

Čas priprave: 10 minut.
Čas priprave: 15 minut.
Porcije: 4

Sestavine:
- 2 skodelici orehov
- 3 žlice rdečega kisa
- Malo olivnega olja
- Ščepec kajenskega popra
- Ščepec kosmičev rdeče paprike
- črni poper po okusu

Naslovi:
1. Pekane razporedite po obloženem pekaču, dodajte kis in druge sestavine, premešajte in pecite 15 minut pri 400 stopinjah F.
2. Oreščke porazdelimo po skledicah in postrežemo.

Prehrana: kalorij 280, maščobe 12,2, vlaknine 2, ogljikovi hidrati 15,8, beljakovine 6

čips iz redkvice

Čas priprave: 10 minut.
Čas priprave: 20 minut.
Porcije: 4

Sestavine:
- 1 funt redkvic, narezanih na tanke rezine
- Ščepec kurkume v prahu
- črni poper po okusu
- 2 žlici olivnega olja

Naslovi:
1. Čips redkvic razporedite po obloženem pekaču, dodajte olje in ostale sestavine, premešajte in pecite 20 minut pri 400 stopinjah F.
2. Cvrtke razdelimo v skledice in postrežemo.

Prehrana: kalorij 120, maščobe 8,3, vlaknine 1, ogljikovi hidrati 3,8, beljakovine 6

Solata iz pora in kozic

Čas priprave: 4 minute.
Čas priprave: 0 minut.
Porcije: 4

Sestavine:
- 2 pora, narezana na rezine
- 1 skodelica sesekljanega cilantra
- 1 funt kozic, olupljenih, razrezanih in kuhanih
- sok 1 limete
- 1 žlica naribane limetine lupinice
- 1 skodelica češnjevih paradižnikov, prerezanih na pol
- 2 žlici olivnega olja
- Sol in črni poper po okusu

Naslovi:
1. V solatni skledi zmešamo kozice s porom in ostalimi sestavinami, premešamo, razdelimo v skodelice in postrežemo.

Prehrana: kalorij 280, maščobe 9,1, vlaknine 5,2, ogljikovi hidrati 12,6, beljakovine 5

porova pomaka

Čas priprave: 5 minut.
Čas priprave: 0 minut.
Porcije: 4

Sestavine:
- 1 žlica limoninega soka
- ½ skodelice kremnega sira z nizko vsebnostjo maščob
- 2 žlici olivnega olja
- črni poper po okusu
- 4 por, sesekljan
- 1 žlica sesekljanega koriandra

Naslovi:
1. Kremni sir s porom in preostalimi sestavinami zmešajte v blenderju, dobro pretlačite, razdelite v sklede in postrezite kot party dip.

Prehrana: kalorij 300, maščobe 12,2, vlaknine 7,6, ogljikovi hidrati 14,7, beljakovine 5,6

Solata s papriko

Čas priprave: 5 minut.
Čas priprave: 0 minut.
Porcije: 4

Sestavine:
- ½ funta rdeče paprike, narezane na tanke trakove
- 3 sesekljane zelene čebule
- 1 žlica olivnega olja
- 2 žlički naribanega ingverja
- ½ čajne žličke posušenega rožmarina
- 3 žlice balzamičnega kisa

Naslovi:
1. V solatni skledi zmešamo papriko s čebulo in ostalimi sestavinami, premešamo, razdelimo v skodelice in postrežemo.

Prehrana: kalorij 160, maščobe 6, vlaknine 3, ogljikovi hidrati 10,9, beljakovine 5,2

avokadova krema

Čas priprave: 4 minute.
Čas priprave: 0 minut.
Porcije: 4

Sestavine:
- 2 žlici sesekljanega kopra
- 1 sesekljana šalotka
- 2 stroka česna, nasekljana
- 2 avokada, olupljena, razkoščičena in narezana
- 1 skodelica kokosove smetane
- 2 žlici olivnega olja
- 2 žlici limetinega soka
- črni poper po okusu

Naslovi:
1. Avokado zmešajte s šalotko, česnom in preostalimi sestavinami v mešalniku, dobro premešajte, razdelite v majhne sklede in postrezite kot prigrizek.

Prehrana: kalorije 300, maščobe 22,3, vlaknine 6,4, ogljikovi hidrati 42, beljakovine 8,9

koruzna omaka

Čas priprave: 30 minut.
Čas priprave: 0 minut.
Porcije: 4

Sestavine:
- Ščepec kajenskega popra
- Ščepec črnega popra
- 2 skodelici koruze
- 1 skodelica kokosove smetane
- 2 žlici limoninega soka
- 2 žlici avokadovega olja

Naslovi:
1. Koruzo s smetano in preostalimi sestavinami damo v blender, dobro pretlačimo, razdelimo v sklede in postrežemo kot pomako.

Prehrana: kalorije 215, maščobe 16,2, vlaknine 3,8, ogljikovi hidrati 18,4, beljakovine 4

fižolovke

Čas priprave: 2 uri.
Čas priprave: 0 minut.
Porcije: 12

Sestavine:
- 1 skodelica črnega fižola v pločevinkah, brez dodane soli, odcejena
- 1 skodelica kokosovih kosmičev, brez sladkorja
- 1 skodelica posnetega masla
- ½ skodelice chia semen
- ½ skodelice kokosove smetane

Naslovi:
1. V blenderju zmešajte fižol s kokosovimi kosmiči in ostalimi sestavinami, dobro premešajte, porazdelite v kvadratni pekač, stisnite, ohladite 2 uri, narežite na srednje velike ploščice in postrezite.

Prehrana: kalorij 141, maščobe 7, vlaknine 5, ogljikovi hidrati 16,2, beljakovine 5

Mešanica bučnih semen in jabolčnega čipsa

Čas priprave: 10 minut.
Čas priprave: 2 uri.
Porcije: 4

Sestavine:
- sprej za kuhanje
- 2 žlici mletega muškatnega oreščka
- 1 skodelica bučnih semen
- 2 jabolki, brez peščic in na tanke rezine

Naslovi:
1. Na obložen pekač položite bučna semena in jabolčni čips, vse skupaj potresite z muškatnim oreščkom, premažite s pršilom za kuhanje, postavite v pečico in pecite pri 300 stopinjah F 2 uri.
2. Razdelimo v sklede in postrežemo kot prigrizek.

Prehrana: kalorij 80, maščobe 0, vlaknine 3, ogljikovi hidrati 7, beljakovine 4

Paradižnikova in jogurtova pomaka

Čas priprave: 5 minut.
Čas priprave: 0 minut.
Porcije: 4

Sestavine:
- 2 skodelici grškega jogurta brez maščobe
- 1 žlica sesekljanega peteršilja
- ¼ skodelice narezanih paradižnikov v pločevinkah, brez dodane soli
- 2 žlici sesekljanega drobnjaka
- črni poper po okusu

Naslovi:
1. Jogurt zmešamo s peteršiljem in ostalimi sestavinami v skledi, dobro premešamo, razdelimo v posodice in postrežemo kot omako za zabavo.

Prehrana: kalorij 78, maščobe 0, vlaknine 0,2, ogljikovi hidrati 10,6, beljakovine 8,2

Sklede za kajensko peso

Čas priprave: 10 minut.
Čas priprave: 35 minut.
Porcije: 2

Sestavine:
- 1 čajna žlička kajenskega popra
- 2 olupljeni in na kocke narezani rdeči pesi
- 1 čajna žlička posušenega rožmarina
- 1 žlica olivnega olja
- 2 žlički limetinega soka

Naslovi:
1. V pekaču zmešajte koščke pese s kajenskim pekom in preostalimi sestavinami, premešajte, postavite v pečico, pecite pri 355 stopinjah F 35 minut, razdelite v majhne sklede in postrezite kot prigrizek.

Prehrana: kalorije 170, maščobe 12,2, vlaknine 7, ogljikovi hidrati 15,1, beljakovine 6

Sklede z orehi in orehi

Čas priprave: 10 minut.
Čas priprave: 10 minut.
Porcije: 4

Sestavine:
- 2 skodelici orehov
- 1 skodelica sesekljanih orehov
- 1 žlička avokadovega olja
- ½ žličke sladke paprike

Naslovi:
1. Grozdje in orehe razporedite po obloženem pekaču, dodajte olje in papriko, premešajte in pecite 10 minut pri 400 stopinjah F.
2. Razdelimo v sklede in postrežemo kot prigrizek.

Prehrana: kalorije 220, maščobe 12,4, vlaknine 3, ogljikovi hidrati 12,9, beljakovine 5,6

Mafini z lososom in peteršiljem

Čas priprave: 10 minut.
Čas priprave: 25 minut.
Porcije: 4

Sestavine:
- 1 skodelica nemastnega sira mozzarella, naribanega
- 8 unč dimljenega lososa, brez kože, izkoščenega in narezanega
- 1 skodelica mandljeve moke
- 1 stepeno jajce
- 1 čajna žlička posušenega peteršilja
- 1 sesekljan strok česna
- črni poper po okusu
- sprej za kuhanje

Naslovi:
1. V skledi zmešajte lososa z mocarelo in drugimi sestavinami razen pršila za kuhanje ter dobro premešajte.
2. To mešanico razporedite v pekač za mafine, namaščen s pršilom za kuhanje, pecite v pečici pri 375 stopinjah F 25 minut in postrezite kot prigrizek.

Prehrana:kalorije 273, maščobe 17, vlaknine 3,5, ogljikovi hidrati 6,9, beljakovine 21,8

žogice za squash

Čas priprave: 10 minut.
Čas priprave: 20 minut.
Porcije: 8

Sestavine:
- Malo olivnega olja
- 1 velika buča, olupljena in narezana
- 2 žlici sesekljanega koriandra
- 2 stepena jajca
- ½ skodelice polnozrnate moke
- črni poper po okusu
- 2 sesekljani šalotki
- 2 stroka česna, nasekljana

Naslovi:
1. Bučo zmešamo s koriandrom in ostalimi sestavinami razen olja v skledi, dobro premešamo in iz te mešanice oblikujemo srednje velike kroglice.
2. Položite na obložen pekač, premažite z oljem, pecite pri 400 stopinjah F 10 minut na vsaki strani, razdelite v sklede in postrezite.

Prehrana: kalorij 78, maščobe 3, vlaknine 0,9, ogljikovi hidrati 10,8, beljakovine 2,7

Sklede s čebulo iz bisernega sira

Čas priprave: 10 minut.
Čas priprave: 30 minut.
Porcije: 8

Sestavine:
- 20 belih čebul, olupljenih
- 3 žlice sesekljanega peteršilja
- 1 žlica sesekljanega drobnjaka
- črni poper po okusu
- 1 skodelica posnete mocarele, naribane
- 1 žlica olivnega olja

Naslovi:
1. Čebulo razporedimo po obloženem pekaču, dodamo olje, peteršilj, drobnjak in črni poper ter premešamo.
2. Po vrhu potresemo mocarelo, pečemo pri 390 stopinjah F 30 minut, razdelimo v sklede in postrežemo hladno kot prigrizek.

Prehrana: kalorije 136, maščobe 2,7, vlaknine 6, ogljikovi hidrati 25,9, beljakovine 4,1

stebla brokolija

Čas priprave: 10 minut.
Čas priprave: 25 minut.
Porcije: 8

Sestavine:
- 1 funt narezanih cvetov brokolija
- ½ skodelice nemastnega sira mozzarella, naribanega
- 2 stepena jajca
- 1 čajna žlička posušenega origana
- 1 čajna žlička posušene bazilike
- črni poper po okusu

Naslovi:
1. V skledi zmešajte brokoli s sirom in ostalimi sestavinami, dobro premešajte, porazdelite v pravokotnik in dobro vtisnite v dno.
2. Postavite v pečico na 380 stopinj F, pecite 25 minut, narežite na palice in postrezite hladno.

Prehrana: kalorije 46, maščobe 1,3, vlaknine 1,8, ogljikovi hidrati 4,2, beljakovine 5

Ananasova in paradižnikova omaka

Čas priprave: 10 minut.
Čas priprave: 40 minut.
Porcije: 4

Sestavine:
- 20-unčna pločevinka ananasa, odcejenega in narezanega na kocke
- 1 skodelica na kocke narezanih posušenih paradižnikov
- 1 žlica sesekljane bazilike
- 1 žlica avokadovega olja
- 1 čajna žlička limetinega soka
- 1 skodelica črnih oliv, izkoščičenih in narezanih
- črni poper po okusu

Naslovi:
1. V skledi združimo kocke ananasa s paradižnikom in ostalimi sestavinami, premešamo, razdelimo v manjše skodelice in ponudimo kot prigrizek.

Prehrana: kalorije 125, maščobe 4,3, vlaknine 3,8, ogljikovi hidrati 23,6, beljakovine 1,5

Mešanica purana in artičok

Čas priprave: 5 minut.
Čas priprave: 25 minut.
Porcije: 4

Sestavine:
- 2 žlici olivnega olja
- 1 puranja prsa, brez kože, kosti in narezana
- Ščepec črnega popra
- 1 žlica sesekljane bazilike
- 3 stroki česna, sesekljani
- 14 unč narezanih artičok v pločevinkah, brez dodane soli
- 1 skodelica kokosove smetane
- ¾ skodelice posnete mocarele, narezane na koščke

Naslovi:
1. Na srednje močnem ognju segrejte ponev z oljem, dodajte meso, česen in črni poper, premešajte in kuhajte 5 minut.
2. Dodamo preostale sestavine razen sira, premešamo in kuhamo na srednjem ognju 15 minut.
3. Potresemo s sirom, kuhamo še 5 minut, razdelimo na krožnike in postrežemo.

Prehrana: kalorije 300, maščobe 22,2, vlaknine 7,2, ogljikovi hidrati 16,5, beljakovine 13,6

Mešanica puranskega origana

Čas priprave: 10 minut.
Čas priprave: 30 minut.
Porcije: 4

Sestavine:
- 2 žlici avokadovega olja
- 1 rdeča čebula, sesekljana
- 2 stroka česna, nasekljana
- Ščepec črnega popra
- 1 žlica sesekljanega origana
- 1 velika puranja prsa, brez kože, kosti in narezana na kocke
- 1 in ½ dl goveje juhe z nizko vsebnostjo natrija
- 1 žlica sesekljanega drobnjaka

Naslovi:
1. Na zmernem ognju segrejemo ponev z oljem, dodamo čebulo, premešamo in pražimo 3 minute.
2. Dodamo česen in meso, premešamo in kuhamo še 3 minute.
3. Dodamo ostale sestavine, premešamo, vse skupaj kuhamo na srednjem ognju 25 minut, razdelimo na krožnike in postrežemo.

Prehrana: kalorij 76, maščobe 2,1, vlaknine 1,7, ogljikovi hidrati 6,4, beljakovine 8,3

oranžni piščanec

Čas priprave: 10 minut.
Čas priprave: 35 minut.
Porcije: 4

Sestavine:
- 1 žlica avokadovega olja
- 1 funt piščančjih prsi brez kože, kosti in prerezanih na pol
- 2 stroka česna, nasekljana
- 2 sesekljani šalotki
- ½ skodelice pomarančnega soka
- 1 žlica pomarančne lupine
- 3 žlice balzamičnega kisa
- 1 čajna žlička sesekljanega rožmarina

Naslovi:
1. Ponev z oljem segrejemo na srednje močnem ognju, dodamo šalotko in česen, premešamo in pražimo 2 minuti.
2. Dodamo meso, nežno premešamo in kuhamo še 3 minute.
3. Dodajte preostale sestavine, premešajte, postavite pekač v pečico in pecite 30 minut pri 340 stopinjah F.
4. Razdelimo na krožnike in postrežemo.

Prehrana: kalorije 159, maščobe 3,4, vlaknine 0,5, ogljikovi hidrati 5,4, beljakovine 24,6

Česnov puran in gobe

Čas priprave: 10 minut.
Čas priprave: 40 minut.
Porcije: 4

Sestavine:
- 1 puranja prsa, brez kosti, kože in narezana na kocke
- ½ funta belih gob, prepolovljenih
- 1/3 skodelice kokosovih aminokislin
- 2 stroka česna, nasekljana
- 2 žlici olivnega olja
- Ščepec črnega popra
- 2 sesekljani zeleni čebuli
- 3 žlice česnove omake
- 1 žlica sesekljanega rožmarina

Naslovi:
1. Na zmernem ognju segrejte ponev z oljem, dodajte mlado čebulo, česnovo omako in česen ter pražite 5 minut.
2. Dodamo meso in pražimo še 5 minut.
3. Dodajte preostale sestavine, postavite v pečico in pecite pri 390 stopinjah F 30 minut.
4. Mešanico razdelite na krožnike in postrezite.

Prehrana: kalorije 154, maščobe 8,1, vlaknine 1,5, ogljikovi hidrati 11,5, beljakovine 9,8

solata iz postrvi

Čas priprave: 6 minut.
Čas priprave: 0 minut.
Porcije: 4

Sestavine:
- 4 unče dimljene postrvi, brez kože, izkoščene in narezane na kocke
- 1 žlica limetinega soka
- 1/3 skodelice nemastnega jogurta
- 2 avokada, olupljena, brez koščic in narezana na kocke
- 3 žlice sesekljanega drobnjaka
- črni poper po okusu
- 1 žlica olivnega olja

Naslovi:
1. V skledi združite postrv z avokadom in ostalimi sestavinami, premešajte in postrezite.

Prehrana: kalorije 244, maščobe 9,45, vlaknine 5,6, ogljikovi hidrati 8,5, beljakovine 15

Balzamična postrv

Čas priprave: 5 minut.
Čas priprave: 15 minut.
Porcije: 4

Sestavine:
- 3 žlice balzamičnega kisa
- 2 žlici olivnega olja
- 4 fileji postrvi brez kosti
- 3 žlice drobno sesekljanega peteršilja
- 2 stroka česna, nasekljana

Naslovi:
1. Ponev z oljem segrejemo na zmernem ognju, dodamo postrvi in pražimo 6 minut na vsaki strani.
2. Dodamo ostale sestavine, kuhamo še 3 minute, razdelimo na krožnike in postrežemo s solato.

Prehrana: kalorije 314, maščobe 14,3, vlaknine 8,2, ogljikovi hidrati 14,8, beljakovine 11,2

losos s peteršiljem

Čas priprave: 5 minut.
Čas priprave: 12 minut.
Porcije: 4

Sestavine:
- 2 sesekljani mladi čebuli
- 2 žlički limetinega soka
- 1 žlica sesekljanega drobnjaka
- 1 žlica olivnega olja
- 4 fileji lososa brez kosti
- črni poper po okusu
- 2 žlici sesekljanega peteršilja

Naslovi:
1. Na zmernem ognju segrejte ponev z oljem, dodajte mlado čebulo, premešajte in pražite 2 minuti.
2. Dodamo lososa in ostale sestavine, pražimo 5 minut na vsaki strani, razdelimo na krožnike in postrežemo.

Prehrana: kalorije 290, maščobe 14,4, vlaknine 5,6, ogljikovi hidrati 15,6, beljakovine 9,5

Solata iz postrvi in zelenjave

Čas priprave: 5 minut.
Čas priprave: 0 minut.
Porcije: 4

Sestavine:
- 2 žlici olivnega olja
- ½ skodelice oliv kalamata, izkoščičenih in narezanih
- črni poper po okusu
- 1 funt dimljene postrvi brez kosti in kože, narezane na kocke
- ½ žličke naribane limonine lupine
- 1 žlica limoninega soka
- 1 skodelica češnjevih paradižnikov, prerezanih na pol
- ½ rdeče čebule, narezane na rezine
- 2 skodelici mlade rukole

Naslovi:
1. V skledi zmešamo dimljeno postrv z olivami, črnim poprom in ostalimi sestavinami, premešamo in postrežemo.

Prehrana: kalorije 282, maščobe 13,4, vlaknine 5,3, ogljikovi hidrati 11,6, beljakovine 5,6

žafran losos

Čas priprave: 10 minut.
Čas priprave: 12 minut.
Porcije: 4

Sestavine:
- črni poper po okusu
- ½ žličke sladke paprike
- 4 fileji lososa brez kosti
- 3 žlice olivnega olja
- 1 rumena čebula, sesekljana
- 2 stroka česna, nasekljana
- ¼ čajne žličke žafrana v prahu

Naslovi:
1. Ponev z oljem segrejemo na srednje močnem ognju, dodamo čebulo in česen, premešamo in pražimo 2 minuti.
2. Dodamo lososa in ostale sestavine, pražimo 5 minut na vsaki strani, razdelimo na krožnike in postrežemo.

Prehrana: kalorije 339, maščobe 21,6, vlaknine 0,7, ogljikovi hidrati 3,2, beljakovine 35

Solata s kozicami in lubenico

Čas priprave: 10 minut.
Čas priprave: 0 minut.
Porcije: 4

Sestavine:
- ¼ skodelice sesekljane bazilike
- 2 skodelici lubenice, olupljene in narezane na kocke
- 2 žlici balzamičnega kisa
- 2 žlici olivnega olja
- 1 funt kozic, olupljenih, razrezanih in kuhanih
- črni poper po okusu
- 1 žlica sesekljanega peteršilja

Naslovi:
1. V skledi združimo kozice z lubenico in ostalimi sestavinami, premešamo in postrežemo.

Prehrana: kalorij 220, maščobe 9, vlaknine 0,4, ogljikovi hidrati 7,6, beljakovine 26,4

Solata s kozicami in kvinojo z origanom

Čas priprave: 5 minut.
Čas priprave: 8 minut.
Porcije: 4

Sestavine:
- 1 funt kozic, olupljenih in razrezanih
- 1 skodelica kuhane kvinoje
- črni poper po okusu
- 1 žlica olivnega olja
- 1 žlica sesekljanega origana
- 1 rdeča čebula, sesekljana
- sok 1 limone

Naslovi:
1. Ponev z oljem segrejemo na srednje močnem ognju, dodamo čebulo, premešamo in pražimo 2 minuti.
2. Dodamo kozice, premešamo in kuhamo 5 minut.
3. Dodamo ostale sestavine, premešamo, vse skupaj razdelimo v posodice in postrežemo.

Prehrana: kalorije 336, maščobe 8,2, vlaknine 4,1, ogljikovi hidrati 32,3, beljakovine 32,3

solata iz rakov

Čas priprave: 10 minut.
Čas priprave: 0 minut.
Porcije: 4

Sestavine:
- 1 žlica olivnega olja
- 2 skodelici rakovega mesa
- črni poper po okusu
- 1 skodelica češnjevih paradižnikov, prerezanih na pol
- 1 sesekljana šalotka
- 1 žlica limoninega soka
- 1/3 skodelice sesekljanega cilantra

Naslovi:
1. V skledi združimo rakovico s paradižnikom in ostalimi sestavinami, premešamo in postrežemo.

Prehrana: kalorije 54, maščobe 3,9, vlaknine 0,6, ogljikovi hidrati 2,6, beljakovine 2,3

Balzamične pokrovače

Čas priprave: 4 minute.
Čas priprave: 6 minut.
Porcije: 4

Sestavine:
- 12 unč pokrovač
- 2 žlici olivnega olja
- 2 stroka česna, nasekljana
- 1 žlica balzamičnega kisa
- 1 skodelica narezanih narezkov
- 2 žlici sesekljanega koriandra

Naslovi:
1. Ponev z oljem segrejemo na zmernem ognju, dodamo mlado čebulo in česen ter pražimo 2 minuti.
2. Dodamo pokrovače in ostale sestavine, jih pražimo 2 minuti na vsaki strani, razdelimo na krožnike in postrežemo.

Prehrana: kalorije 146, maščobe 7,7, vlaknine 0,7, ogljikovi hidrati 4,4, beljakovine 14,8

Kremna mešanica za piling

Čas priprave: 10 minut.
Čas priprave: 20 minut.
Porcije: 4

Sestavine:
- 2 žlici olivnega olja
- 1 rdeča čebula, sesekljana
- črni poper po okusu
- ½ skodelice zelenjavne juhe z nizko vsebnostjo natrija
- 4 fileji iverke brez kosti
- ½ skodelice kokosove smetane
- 1 žlica sesekljanega kopra

Naslovi:
1. Na zmernem ognju segrejemo ponev z oljem, dodamo čebulo, premešamo in pražimo 5 minut.
2. Dodamo ribe in pražimo 4 minute na vsaki strani.
3. Dodamo ostale sestavine, kuhamo še 7 minut, razdelimo na krožnike in postrežemo.

Prehrana: kalorije 232, maščobe 12,3, vlaknine 4, ogljikovi hidrati 8,7, beljakovine 12

Začinjena mešanica lososa in manga

Čas priprave: 5 minut.
Čas priprave: 0 minut.
Porcije: 4

Sestavine:
- 1 funt kosmičev dimljenega lososa brez kosti in kože
- črni poper po okusu
- 1 rdeča čebula, sesekljana
- 1 mango, olupljen, brez semen in narezan
- 2 jalapeño papriki, sesekljani
- ¼ skodelice sesekljanega peteršilja
- 3 žlice limetinega soka
- 1 žlica olivnega olja

Naslovi:
2. V skledi zmešamo lososa s črnim poprom in ostalimi sestavinami, premešamo in postrežemo.

Prehrana: kalorije 323, maščobe 14,2, vlaknine 4, ogljikovi hidrati 8,5, beljakovine 20,4

Mešanica za kozice iz kopra

Čas priprave: 5 minut.
Čas priprave: 0 minut.
Porcije: 4

Sestavine:
- 2 čajni žlički limoninega soka
- 1 žlica olivnega olja
- 1 žlica sesekljanega kopra
- 1 funt kozic, kuhanih, olupljenih in razrezanih
- črni poper po okusu
- 1 skodelica redkev, narezanih na kocke

Naslovi:
1. V skledi združimo kozice z limoninim sokom in ostalimi sestavinami, premešamo in postrežemo.

Prehrana: kalorije 292, maščobe 13, vlaknine 4,4, ogljikovi hidrati 8, beljakovine 16,4

Lososova pašteta

Čas priprave: 4 minute.
Čas priprave: 0 minut.
Porcije: 6

Sestavine:
- 6 unč dimljenega lososa, izkoščenega, brez kože in narezanega
- 2 žlici nemastnega jogurta
- 3 čajne žličke limoninega soka
- 2 sesekljani mladi čebuli
- 8 unč kremnega sira z nizko vsebnostjo maščob
- ¼ skodelice sesekljanega cilantra

Naslovi:
1. V skledi zmešamo lososa z jogurtom in ostalimi sestavinami, premešamo in postrežemo hladnega.

Prehrana: kalorije 272, maščobe 15,2, vlaknine 4,3, ogljikovi hidrati 16,8, beljakovine 9,9

Kozice z artičokami

Čas priprave: 4 minute.
Čas priprave: 8 minut.
Porcije: 4

Sestavine:
- 2 sesekljani zeleni čebuli
- 1 skodelica artičok v pločevinkah, brez dodane soli, odcejene in narezane na četrtine
- 2 žlici sesekljanega koriandra
- 1 funt kozic, olupljenih in razrezanih
- 1 skodelica češnjevih paradižnikov
- 1 žlica olivnega olja
- 1 žlica balzamičnega kisa
- Ščepec soli in črnega popra.

Naslovi:
1. Na zmernem ognju segrejemo ponev z oljem, dodamo čebulo in artičoke, premešamo in pražimo 2 minuti.
2. Dodamo kozice, premešamo in na srednjem ognju kuhamo 6 minut.
3. Vse skupaj razdelimo v skledice in postrežemo.

Prehrana: kalorije 260, maščobe 8,23, vlaknine 3,8, ogljikovi hidrati 14,3, beljakovine 12,4

Kozice z limonino omako

Čas priprave: 5 minut.
Čas priprave: 8 minut.
Porcije: 4

Sestavine:
- 1 funt kozic, olupljenih in razrezanih
- 2 žlici olivnega olja
- Lupina 1 naribane limone
- sok ½ limone
- 1 žlica sesekljanega drobnjaka

Naslovi:
1. Ponev z oljem segrejte na srednje močnem ognju, dodajte limonino lupinico, limonin sok in koriander, premešajte in kuhajte 2 minuti.
2. Dodamo kozice, kuhamo še 6 minut, razdelimo na krožnike in postrežemo.

Prehrana: kalorije 195, maščobe 8,9, vlaknine 0, ogljikovi hidrati 1,8, beljakovine 25,9

Tuna in mešanica pomaranč

Čas priprave: 5 minut.
Čas priprave: 12 minut.
Porcije: 4

Sestavine:
- 4 zrezki tune brez kosti
- črni poper po okusu
- 2 žlici olivnega olja
- 2 sesekljani šalotki
- 3 žlice pomarančnega soka
- 1 pomaranča, olupljena in narezana na kocke
- 1 žlica sesekljanega origana

Naslovi:
1. Na zmernem ognju segrejemo ponev z oljem, dodamo šalotko, premešamo in pražimo 2 minuti.
2. Dodamo tuno in ostale sestavine, kuhamo še 10 minut, razdelimo na krožnike in postrežemo.

Prehrana: kalorije 457, maščobe 38,2, vlaknine 1,6, ogljikovi hidrati 8,2, beljakovine 21,8

lososov curry

Čas priprave: 10 minut.
Čas priprave: 20 minut.
Porcije: 4

Sestavine:
- 1 funt fileja lososa, izkoščenega in narezanega na kocke
- 3 žlice rdeče curry paste
- 1 rdeča čebula, sesekljana
- 1 čajna žlička sladke paprike
- 1 skodelica kokosove smetane
- 1 žlica olivnega olja
- črni poper po okusu
- ½ skodelice piščančje juhe z nizko vsebnostjo natrija
- 3 žlice sesekljane bazilike

Naslovi:
1. Na srednje močnem ognju segrejte ponev z oljem, dodajte čebulo, papriko in curry pasto, premešajte in kuhajte 5 minut.
2. Dodamo lososa in ostale sestavine, rahlo premešamo, kuhamo na srednjem ognju 15 minut, razdelimo v posodice in postrežemo.

Prehrana: kalorije 377, maščobe 28,3, vlaknine 2,1, ogljikovi hidrati 8,5, beljakovine 23,9

Mešanica lososa in korenja

Čas priprave: 10 minut.
Čas priprave: 15 minut.
Porcije: 4

Sestavine:
- 4 fileji lososa brez kosti
- 1 rdeča čebula, sesekljana
- 2 narezana korenčka
- 2 žlici olivnega olja
- 2 žlici balzamičnega kisa
- črni poper po okusu
- 2 žlici sesekljanega drobnjaka
- ¼ skodelice zelenjavne juhe z nizko vsebnostjo natrija

Naslovi:
1. Na zmernem ognju segrejemo ponev z oljem, dodamo čebulo in korenje, premešamo in pražimo 5 minut.
2. Dodamo lososa in ostale sestavine, kuhamo še 10 minut, razdelimo na krožnike in postrežemo.

Prehrana: kalorije 322, maščobe 18, vlaknine 1,4, ogljikovi hidrati 6, beljakovine 35,2

Mešanica kozic in pinjol

Čas priprave: 10 minut.
Čas priprave: 10 minut.
Porcije: 4

Sestavine:
- 1 funt kozic, olupljenih in razrezanih
- 2 žlici pinjol
- 1 žlica limetinega soka
- 2 žlici olivnega olja
- 3 stroki česna, sesekljani
- črni poper po okusu
- 1 žlica sesekljanega timijana
- 2 žlici drobno sesekljanega drobnjaka

Naslovi:
1. Na srednje močnem ognju segrejemo ponev z oljem, dodamo česen, timijan, pinjole in limetin sok, mešamo in pražimo 3 minute.
2. Dodamo kozice, črni poper in drobnjak, premešamo, kuhamo še 7 minut, razdelimo na krožnike in postrežemo.

Prehrana: kalorij 290, maščobe 13, vlaknine 4,5, ogljikovi hidrati 13,9, beljakovine 10

Čili polenovka in stročji fižol

Čas priprave: 10 minut.
Čas priprave: 14 minut.
Porcije: 4

Sestavine:
- 4 fileji polenovke brez kosti
- ½ funta zelenega fižola, obreženega in prerezanega na pol
- 1 žlica limetinega soka
- 1 žlica naribane limetine lupinice
- 1 rumena čebula, sesekljana
- 2 žlici olivnega olja
- 1 žlička kumine, mleta
- 1 čajna žlička čilija v prahu
- ½ skodelice zelenjavne juhe z nizko vsebnostjo natrija
- Ščepec soli in črnega popra.

Naslovi:
1. Ponev z oljem segrejemo na srednje močnem ognju, dodamo čebulo, premešamo in pražimo 2 minuti.
2. Dodamo ribe in jih na vsaki strani pražimo 3 minute.
3. Dodamo stročji fižol in ostale sestavine, nežno premešamo, kuhamo še 7 minut, razdelimo na krožnike in postrežemo.

Prehrana: kalorij 220, maščobe 13, ogljikovi hidrati 14,3, vlaknine 2,3, beljakovine 12

Česnove školjke

Čas priprave: 5 minut.
Čas priprave: 8 minut.
Porcije: 4

Sestavine:
- 12 pokrovač
- 1 narezana rdeča čebula
- 2 žlici olivnega olja
- ½ žličke mletega česna
- 2 žlici limoninega soka
- črni poper po okusu
- 1 čajna žlička balzamičnega kisa

Naslovi:
1. Na zmernem ognju segrejte ponev z oljem, dodajte čebulo in česen ter pražite 2 minuti.
2. Dodamo pokrovače in ostale sestavine, kuhamo na zmernem ognju še 6 minut, razdelimo na krožnike in še tople postrežemo.

Prehrana: kalorij 259, maščobe 8, vlaknine 3, ogljikovi hidrati 5,7, beljakovine 7

Kremna mešanica brancina

Čas priprave: 10 minut.
Čas priprave: 14 minut.
Porcije: 4

Sestavine:
- 4 fileje brancina brez kosti
- 1 skodelica kokosove smetane
- 1 rumena čebula, sesekljana
- 1 žlica limetinega soka
- 2 žlici avokadovega olja
- 1 žlica sesekljanega peteršilja
- Ščepec črnega popra

Naslovi:
1. Na zmernem ognju segrejemo ponev z oljem, dodamo čebulo, premešamo in pražimo 2 minuti.
2. Dodamo ribe in pražimo 4 minute na vsaki strani.
3. Dodamo ostale sestavine, kuhamo še 4 minute, razdelimo na krožnike in postrežemo.

Prehrana: kalorije 283, maščobe 12,3, vlaknine 5, ogljikovi hidrati 12,5, beljakovine 8

Mešanica brancina in gob

Čas priprave: 10 minut.
Čas priprave: 13 minut.
Porcije: 4

Sestavine:
- 4 fileje brancina brez kosti
- 2 žlici olivnega olja
- črni poper po okusu
- ½ skodelice belih gob, narezanih
- 1 rdeča čebula, sesekljana
- 2 žlici balzamičnega kisa
- 3 žlice sesekljanega koriandra

Naslovi:
1. Na srednje močnem ognju segrejte ponev z oljem, dodajte čebulo in gobe, premešajte in kuhajte 5 minut.
2. Dodamo ribe in ostale sestavine, pražimo 4 minute na vsaki strani, vse skupaj razdelimo na krožnike in postrežemo.

Prehrana: kalorije 280, maščobe 12,3, vlaknine 8, ogljikovi hidrati 13,6, beljakovine 14,3

lososova juha

Čas priprave: 5 minut.
Čas priprave: 20 minut.
Porcije: 4

Sestavine:
- 1 funt na kocke narezanega lososovega fileja brez kosti in kože
- 1 skodelica sesekljane rumene čebule
- 2 žlici olivnega olja
- črni poper po okusu
- 2 skodelici zelenjavne juhe z nizko vsebnostjo natrija
- 1 in ½ skodelice sesekljanega paradižnika
- 1 žlica sesekljane bazilike

Naslovi:
1. Na zmernem ognju segrejemo ponev z oljem, dodamo čebulo, premešamo in pražimo 5 minut.
2. Dodamo lososa in ostale sestavine, zavremo in na zmernem ognju kuhamo 15 minut.
3. Juho razdelimo v sklede in postrežemo.

Prehrana: kalorij 250, maščobe 12,2, vlaknine 5, ogljikovi hidrati 8,5, beljakovine 7

Kozica z muškatnim oreščkom

Čas priprave: 3 minute.
Čas priprave: 6 minut.
Porcije: 4

Sestavine:
- 1 funt kozic, olupljenih in razrezanih
- 2 žlici olivnega olja
- 1 žlica limoninega soka
- 1 žlica mletega muškatnega oreščka
- črni poper po okusu
- 1 žlica sesekljanega koriandra

Naslovi:
1. Na zmernem ognju segrejemo ponev z oljem, dodamo kozice, limonin sok in ostale sestavine, premešamo, kuhamo 6 minut, razdelimo v posodice in postrežemo.

Prehrana: kalorije 205, maščobe 9,6, vlaknine 0,4, ogljikovi hidrati 2,7, beljakovine 26

Mešanica kozic in jagodičevja

Čas priprave: 4 minute.
Čas priprave: 6 minut.
Porcije: 4

Sestavine:
- 1 funt kozic, olupljenih in razrezanih
- ½ skodelice narezanega paradižnika
- 2 žlici olivnega olja
- 1 žlica balzamičnega kisa
- ½ skodelice sesekljanih jagod
- črni poper po okusu

Naslovi:
1. Na zmernem ognju segrejemo ponev z oljem, dodamo kozice, premešamo in kuhamo 3 minute.
2. Dodamo ostale sestavine, premešamo, kuhamo še 3-4 minute, razdelimo v posodice in postrežemo.

Prehrana: kalorije 205, maščobe 9, vlaknine 0,6, ogljikovi hidrati 4, beljakovine 26,2

Pečena limonina postrv

Čas priprave: 10 minut.
Čas priprave: 30 minut.
Porcije: 4

Sestavine:
- 4 postrvi
- 1 žlica naribane limonine lupinice
- 2 žlici olivnega olja
- 2 žlici limoninega soka
- Ščepec črnega popra
- 2 žlici sesekljanega koriandra

Naslovi:
1. V pekaču zmešajte ribo z limonino lupinico in ostalimi sestavinami ter naribajte.
2. Pečemo pri 370 stopinjah F 30 minut, razdelimo na krožnike in postrežemo.

Prehrana: kalorije 264, maščobe 12,3, vlaknine 5, ogljikovi hidrati 7, beljakovine 11

školjke drobnjak

Čas priprave: 3 minute.
Čas priprave: 4 minute.
Porcije: 4

Sestavine:
- 12 pokrovač
- 2 žlici olivnega olja
- črni poper po okusu
- 2 žlici sesekljanega drobnjaka
- 1 žlica sladke paprike

Naslovi:
1. Ponev z oljem segrejemo na zmernem ognju, dodamo pokrovače, papriko in ostale sestavine ter pražimo 2 minuti na vsaki strani.
2. Razdelimo po krožnikih in postrežemo s solato.

Prehrana: kalorij 215, maščobe 6, vlaknine 5, ogljikovi hidrati 4,5, beljakovine 11

tunine mesne kroglice

Čas priprave: 10 minut.
Čas priprave: 30 minut.
Porcije: 4

Sestavine:
- 2 žlici olivnega olja
- 1 funt tune brez kože, izkoščene in narezane
- 1 rumena čebula, sesekljana
- ¼ skodelice sesekljanega drobnjaka
- 1 stepeno jajce
- 1 žlica kokosove moke
- Ščepec soli in črnega popra.

Naslovi:
1. V skledi zmešamo tunino s čebulo in ostalimi sestavinami razen olja, dobro premešamo in iz te mešanice oblikujemo srednje velike polpete.
2. Mesne kroglice razporedite po pekaču, premažite z oljem, postavite v pečico na 350 stopinj F, pecite 30 minut, razdelite na krožnike in postrezite.

Prehrana: kalorij 291, maščobe 14,3, vlaknine 5, ogljikovi hidrati 12,4, beljakovine 11

ponev za lososa

Čas priprave: 10 minut.
Čas priprave: 12 minut.
Porcije: 4

Sestavine:
- 4 fileje lososa, izkoščene in narezane na kocke
- 2 žlici olivnega olja
- 1 na trakove narezana rdeča paprika
- 1 bučka, na grobo narezana
- 1 jajčevec, narezan na kocke
- 1 žlica limoninega soka
- 1 žlica sesekljanega kopra
- ¼ skodelice zelenjavne juhe z nizko vsebnostjo natrija
- 1 čajna žlička česna v prahu
- Ščepec črnega popra

Naslovi:
1. Na srednje močnem ognju segrejemo ponev z oljem, dodamo papriko, bučke in jajčevce, premešamo in pražimo 3 minute.
2. Dodamo lososa in ostale sestavine, nežno premešamo, kuhamo še 9 minut, razdelimo na krožnike in postrežemo.

Prehrana: kalorije 348, maščobe 18,4, vlaknine 5,3, ogljikovi hidrati 11,9, beljakovine 36,9

Mešanica trske z gorčico

Čas priprave: 10 minut.
Čas priprave: 25 minut.
Porcije: 4

Sestavine:
- 4 fileji polenovke, brez kože in kosti
- Ščepec črnega popra
- 1 žlička naribanega ingverja
- 1 žlica gorčice
- 2 žlici olivnega olja
- 1 čajna žlička posušenega timijana
- ¼ čajne žličke mlete kumine
- 1 žlička kurkume v prahu
- ¼ skodelice sesekljanega cilantra
- 1 skodelica zelenjavne juhe z nizko vsebnostjo natrija
- 3 stroki česna, sesekljani

Naslovi:
1. Trsko zmešajte s črnim poprom, ingverjem in preostalimi sestavinami v pekaču, nežno premešajte in pecite pri 380 stopinjah F 25 minut.
2. Mešanico razdelite na krožnike in postrezite.

Prehrana: kalorije 176, maščobe 9, vlaknine 1, ogljikovi hidrati 3,7, beljakovine 21,2

Mešanica kozic in špargljev

Čas priprave: 10 minut.
Čas priprave: 14 minut.
Porcije: 4

Sestavine:
- 1 šopek špargljev, prerezan na pol
- 1 funt kozic, olupljenih in razrezanih
- črni poper po okusu
- 2 žlici olivnega olja
- 1 rdeča čebula, sesekljana
- 2 stroka česna, nasekljana
- 1 skodelica kokosove smetane

Naslovi:
1. Na zmernem ognju segrejemo ponev z oljem, dodamo čebulo, česen in šparglje, premešamo in pražimo 4 minute.
2. Dodamo kozice in ostale sestavine, premešamo, kuhamo na zmernem ognju 10 minut, vse skupaj razdelimo v posodice in postrežemo.

Prehrana: kalorij 225, maščobe 6, vlaknine 3,4, ogljikovi hidrati 8,6, beljakovine 8

Trska in grah

Čas priprave: 10 minut.
Čas priprave: 20 minut.
Porcije: 4

Sestavine:
- 1 rumena čebula, sesekljana
- 2 žlici olivnega olja
- ½ skodelice piščančje juhe z nizko vsebnostjo natrija
- 4 fileji polenovke, brez kosti in kože
- črni poper po okusu
- 1 skodelica graha

Naslovi:
1. Na zmernem ognju segrejemo ponev z oljem, dodamo čebulo, premešamo in pražimo 4 minute.
2. Dodamo ribe in jih na vsaki strani pražimo 3 minute.
3. Dodamo grah in ostale sestavine, kuhamo še 10 minut, razdelimo na krožnike in postrežemo.

Prehrana: kalorij 240, maščobe 8,4, vlaknine 2,7, ogljikovi hidrati 7,6, beljakovine 14

Sklede za kozice in školjke

Čas priprave: 5 minut.
Čas priprave: 12 minut.
Porcije: 4

Sestavine:
- 1 funt školjk, opranih
- ½ skodelice piščančje juhe z nizko vsebnostjo natrija
- 1 funt kozic, olupljenih in razrezanih
- 2 sesekljani šalotki
- 1 skodelica češnjevih paradižnikov
- 2 stroka česna, nasekljana
- 1 žlica olivnega olja
- sok 1 limone

Naslovi:
1. Na zmernem ognju segrejte ponev z oljem, dodajte šalotko in česen ter pražite 2 minuti.
2. Dodamo kozice, školjke in ostale sestavine, vse skupaj kuhamo na srednjem ognju 10 minut, razdelimo v posodice in postrežemo.

Prehrana: kalorij 240, maščobe 4,9, vlaknine 2,4, ogljikovi hidrati 11,6, beljakovine 8

metina krema

Čas priprave: 2 uri in 4 minute

Čas priprave: 0 minut.
Porcije: 4

Sestavine:
- 4 skodelice jogurta brez maščobe
- 1 skodelica kokosove smetane
- 3 žlice stevije
- 2 žlički naribane limetine lupinice
- 1 žlica sesekljane mete

Naslovi:
1. Kremo damo v blender skupaj z jogurtom in ostalimi sestavinami, dobro zmiksamo, razdelimo v skodelice in pred serviranjem postavimo v hladilnik za 2 uri.

Prehrana: kalorije 512, maščobe 14,3, vlaknine 1,5, ogljikovi hidrati 83,6, beljakovine 12,1

malinov puding

Čas priprave: 10 minut.
Čas priprave: 24 minut.
Porcije: 4

Sestavine:
- 1 skodelica malin
- 2 čajni žlički kokosovega sladkorja
- 3 jajca, pretepena
- 1 žlica avokadovega olja
- ½ skodelice mandljevega mleka
- ½ skodelice kokosove moke
- ¼ skodelice jogurta brez maščobe

Naslovi:
1. V skledi zmešajte maline s sladkorjem in vsemi ostalimi sestavinami, razen razpršila za kuhanje, ter dobro premešajte.
2. Pekač za puding namastite s pršilom za kuhanje, dodajte malinovo mešanico, razporedite, pecite v pečici pri 400 stopinjah F 24 minut, razdelite na desertne krožnike in postrezite.

Prehrana: kalorije 215, maščobe 11,3, vlaknine 3,4, ogljikovi hidrati 21,3, beljakovine 6,7

mandljeve ploščice

Čas priprave: 10 minut.
Čas priprave: 30 minut.
Porcije: 4

Sestavine:
- 1 skodelica zdrobljenih mandljev
- 2 stepena jajca
- ½ skodelice mandljevega mleka
- 1 žlička vanilijevega ekstrakta
- 2/3 skodelice kokosovega sladkorja
- 2 skodelici polnozrnate moke
- 1 čajna žlička pecilnega praška
- sprej za kuhanje

Naslovi:
1. V skledi zmešajte mandlje z jajci in vsemi ostalimi sestavinami razen razpršila za kuhanje ter dobro premešajte.
2. To zlijemo v kvadraten pekač, premazan s pršilom za kuhanje, dobro razporedimo, pečemo v pečici 30 minut, ohladimo, narežemo na ploščice in postrežemo.

Prehrana: kalorije 463, maščobe 22,5, vlaknine 11, ogljikovi hidrati 54,4, beljakovine 16,9

Mešanica za pečene breskve

Čas priprave: 10 minut.
Čas priprave: 30 minut.
Porcije: 4

Sestavine:
- 4 breskve, izkoščičene in razpolovljene
- 1 žlica kokosovega sladkorja
- 1 žlička vanilijevega ekstrakta
- ¼ čajne žličke mletega cimeta
- 1 žlica avokadovega olja

Naslovi:
1. V pekaču zmešajte breskve s sladkorjem in drugimi sestavinami, pecite pri 375 stopinjah F 30 minut, ohladite in postrezite.

Prehrana: kalorij 91, maščobe 0,8, vlaknine 2,5, ogljikovi hidrati 19,2, beljakovine 1,7

Pecan pita

Čas priprave: 10 minut.
Čas priprave: 25 minut.
Porcije: 8

Sestavine:
- 3 skodelice mandljeve moke
- 1 skodelica kokosovega sladkorja
- 1 žlica vanilijevega ekstrakta
- ½ skodelice sesekljanih orehov
- 2 žlički pecilnega praška
- 2 skodelici kokosovega mleka
- ½ skodelice stopljenega kokosovega olja

Naslovi:
1. V skledi zmešajte mandljevo moko s sladkorjem in ostalimi sestavinami, dobro stepite, vlijte v tortni model, razporedite, postavite v pečico na 370 stopinj F, pecite 25 minut.
2. Pustite, da se torta ohladi, narežite na rezine in postrezite.

Prehrana: kalorije 445, maščobe 10, vlaknine 6,5, ogljikovi hidrati 31,4, beljakovine 23,5

jabolčna pita

Čas priprave: 10 minut.
Čas priprave: 30 minut.
Porcije: 4

Sestavine:
- 2 skodelici mandljeve moke
- 1 čajna žlička pecilnega praška
- 1 čajna žlička pecilnega praška
- ½ čajne žličke mletega cimeta
- 2 žlici kokosovega sladkorja
- 1 skodelica mandljevega mleka
- 2 zeleni jabolki, olupljeni in nasekljani
- sprej za kuhanje

Naslovi:
1. V skledi zmešajte moko, pecilni prašek, jabolka in vse ostale sestavine razen kuharskega spreja ter dobro premešajte.
2. To vlijemo v pekač za torto, namaščen s pršilom za kuhanje, dobro razporedimo, postavimo v pečico in pečemo 30 minut pri 360 stopinjah F.
3. Torto ohladimo, narežemo na rezine in postrežemo.

Prehrana: kalorije 332, maščobe 22,4, vlaknine 9l,6, ogljikovi hidrati 22,2, beljakovine 12,3

cimetova krema

Čas priprave: 2 uri.
Čas priprave: 10 minut.
Porcije: 4

Sestavine:
- 1 skodelica posnetega mandljevega mleka
- 1 skodelica kokosove smetane
- 2 skodelici kokosovega sladkorja
- 2 žlici mletega cimeta
- 1 žlička vanilijevega ekstrakta

Naslovi:
1. Na zmernem ognju segrejemo ponev z mandljevim mlekom, dodamo preostale sestavine, premešamo in kuhamo še 10 minut.
2. Mešanico razdelite v skledice, ohladite in 2 uri pred serviranjem shranite v hladilnik.

Prehrana: kalorije 254, maščobe 7,5, vlaknine 5, ogljikovi hidrati 16,4, beljakovine 9,5

kremasto jagodno mešanico

Čas priprave: 10 minut.
Čas priprave: 0 minut.
Porcije: 4

Sestavine:
- 1 žlička vanilijevega ekstrakta
- 2 skodelici sesekljanih jagod
- 1 čajna žlička kokosovega sladkorja
- 8 unč jogurta brez maščobe

Naslovi:
1. V skledi združite jagode z vanilijo in ostalimi sestavinami, premešajte in postrezite hladno.

Prehrana: kalorije 343, maščobe 13,4, vlaknine 6, ogljikovi hidrati 15,43, beljakovine 5,5

Vanilijevi orehovi piškoti

Čas priprave: 10 minut.
Čas priprave: 25 minut.
Porcije: 8

Sestavine:
- 1 skodelica sesekljanih orehov
- 3 žlice kokosovega sladkorja
- 2 žlici kakava v prahu
- 3 jajca, pretepena
- ¼ skodelice kokosovega olja, stopljenega
- ½ žličke pecilnega praška
- 2 žlički vanilijevega ekstrakta
- sprej za kuhanje

Naslovi:
1. V kuhinjskem robotu zmešajte orehe s kokosovim sladkorjem in vsemi ostalimi sestavinami, razen razpršila za kuhanje, in dobro premešajte.
2. Kvadratni pekač premažite s pršilom za kuhanje, dodajte mešanico za brownije, razmažite, postavite v pečico, pecite pri 350 stopinjah F 25 minut, pustite, da se ohladi, narežite in postrezite.

Prehrana: kalorije 370, maščobe 14,3, vlaknine 3, ogljikovi hidrati 14,4, beljakovine 5,6

Jagodna torta

Čas priprave: 10 minut.
Čas priprave: 25 minut.
Porcije: 6

Sestavine:
- 2 skodelici polnozrnate moke
- 1 skodelica sesekljanih jagod
- ½ žličke pecilnega praška
- ½ skodelice kokosovega sladkorja
- ¾ skodelice kokosovega mleka
- ¼ skodelice kokosovega olja, stopljenega
- 2 stepena jajca
- 1 žlička vanilijevega ekstrakta
- sprej za kuhanje

Naslovi:
1. V skledi zmešajte moko z jagodami in drugimi sestavinami razen kokakole v razpršilu ter dobro premešajte.
2. Pekač namastite s pršilom za kuhanje, vlijte mešanico za torto, razvaljajte, pecite v pečici pri 350 stopinjah F 25 minut, ohladite, narežite in postrezite.

Prehrana: kalorije 465, maščobe 22,1, vlaknine 4, ogljikovi hidrati 18,3, beljakovine 13,4

kakavov puding

Čas priprave: 10 minut.
Čas priprave: 10 minut.
Porcije: 4

Sestavine:
- 2 žlici kokosovega sladkorja
- 3 žlice kokosove moke
- 2 žlici kakava v prahu
- 2 skodelici mandljevega mleka
- 2 stepena jajca
- ½ žličke vanilijevega ekstrakta

Naslovi:
1. Mleko damo v ponev, dodamo kakav in ostale sestavine, premešamo, kuhamo na zmernem ognju 10 minut, nalijemo v skodelice in postrežemo hladno.

Prehrana: kalorije 385, maščobe 31,7, vlaknine 5,7, ogljikovi hidrati 21,6, beljakovine 7,3

Krema iz muškatnega oreščka in vanilije

Čas priprave: 10 minut.
Čas priprave: 0 minut.
Porcije: 6

Sestavine:
- 3 skodelice posnetega mleka
- 1 žlička mletega muškatnega oreščka
- 2 žlički vanilijevega ekstrakta
- 4 čajne žličke kokosovega sladkorja
- 1 skodelica sesekljanih orehov

Naslovi:
1. V skledi združite mleko z muškatnim oreščkom in ostalimi sestavinami, dobro premešajte, razdelite v majhne skodelice in postrezite hladno.

Prehrana: kalorije 243, maščobe 12,4, vlaknine 1,5, ogljikovi hidrati 21,1, beljakovine 9,7

avokadova krema

Čas priprave: 1 ura in 10 minut

Čas priprave: 0 minut.
Porcije: 4

Sestavine:
- 2 skodelici kokosove smetane
- 2 avokada, olupljena, brez koščic in pretlačena
- 2 žlici kokosovega sladkorja
- 1 žlička vanilijevega ekstrakta

Naslovi:
1. V blenderju zmešajte smetano z avokadom in ostalimi sestavinami, dobro pretlačite, razdelite v skodelice in pred serviranjem postavite v hladilnik za 1 uro.

Prehrana: kalorije 532, maščobe 48,2, vlaknine 9,4, ogljikovi hidrati 24,9, beljakovine 5,2

www.ingramcontent.com/pod-product-compliance
Lightning Source LLC
Chambersburg PA
CBHW070400120526
44590CB00014B/1194